中医师承学堂
一所没有围墙的大学
冯世纶经方书系

U0120425

冯世纶经方医案
（跟诊实录）

冯世纶　主审

杨雅阁　主编

全国百佳图书出版单位
中国中医药出版社
·北 京·

图书在版编目（CIP）数据

冯世纶经方医案：跟诊实录 / 杨雅阁主编 . -- 北京：
中国中医药出版社，2024.6
ISBN 978-7-5132-8726-5

Ⅰ.①冯… Ⅱ.①杨… Ⅲ.①医案—汇编—中国—现
代 Ⅳ.① R249.7

中国国家版本馆 CIP 数据核字 (2024) 第 071789 号

中国中医药出版社出版

北京经济技术开发区科创十三街 31 号院二区 8 号楼
邮政编码 100176
传真 010-64405721
三河市同力彩印有限公司印刷
各地新华书店经销

开本 710×1000 1/16 印张 14 字数 228 千字
2024 年 6 月第 1 版 2024 年 6 月第 1 次印刷
书号 ISBN 978-7-5132-8726-5

定价 58.00 元
网址 www.cptcm.com

服 务 热 线 010-64405510
购 书 热 线 010-89535836
维 权 打 假 010-64405753

微信服务号 zgzyycbs
微商城网址 https://kdt.im/LIdUGr
官 方 微 博 http://e.weibo.com/cptcm
天猫旗舰店网址 https://zgzyycbs.tmall.com

如有印装质量问题请与本社出版部联系〔010-64405510〕
版权专有 侵权必究

《冯世纶经方医案（跟诊实录）》
编 委 会

主　审　冯世纶

主　编　杨雅阁

参　编　（以姓氏笔画排序）

于　洋　马家驹　杨　滔　吴　灿

宋瑞捧　陶有强　梁　栋　喻　刚

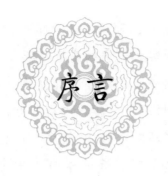

序言

　　这是我们跟师弟子整理总结的当代经方大家冯世纶教授的临床带教医案专辑，名之曰《冯世纶经方医案（跟诊实录）》，意在体现经方学习须理论结合实践，学以致用。

　　近十年来随着经方医学的传承普及，我们不但成功举办了全国经方论坛、传承班等活动，还出版了《胡希恕医学全集》《经方医学讲义》等系列专著与教材，广大经方同道也普遍确立了"六经八纲方证"的临证指导思想与辨证思路。因此，本册专辑在选材上不再特别考虑理论体系的"全面覆盖"，而是注重特别能触动跟诊者学习神经的"关键问题"。这些地方跟诊者最有体会、最有话说，可谓思来如泉涌，下笔如有神。在临床上程式与灵感并存，规矩与巧妙兼备。一篇篇用心的文字，如一幅幅鲜活的跟诊图景，是最为生动的一堂堂带教示范。

　　在之前带教实录编写中，我们曾提出"叙—按—评"的格式。"叙"即记述四诊资料、辨证结论及治疗反馈，本辑在某些部分保留了相当篇幅的"师生问答"。同时，记老师辨证于前，述学生体会于后，最大限度地还原了老师现场的辨证过程与思考。这一点，整理案例的师兄学姐们是下了一番功夫的。反观诸多医案，往往是学习者事后揣测老师所思所想，而鲜有老师的即时确认。我们的办法确实保证了四诊的高度真实和辨证的高度信实。"按"即跟诊者学案心得，本辑部分案例特别配以思维导图，也是一宝贵尝试，图文并茂、一目了然。"评"即老师对学生学习成果的点评，要言不烦。本辑虽未专门列出该项，但老师对本辑30余篇文章反复修订，特别是在纸质版上以红笔逐字逐句审改，我们奉为"朱批"。虽"评"无专论，然意在文中了。

行文中原有不少患者发自肺腑的感恩之言的实录，老师认为是溢美之词，并说表达心意即可，不必过于渲染。我们应老师的要求，做了必要的删节。

老师已耄耋之年，目前仍坚持每周出五个半天门诊，不光是为了多看好几位患者，更是为我们提供跟诊学习的机会，老师还坚持发文章、作报告、撰新著……孜孜不倦地不断探求经方真知，而我们这些年来对老师的临证经验与学术思想的整理是严重不足的。值得欣慰的是，随着本辑跟诊实录的整理，正带动着越来越多的同仁投入这一工作中来。其中，杨雅阁与喻刚两位师兄每周往返逾千里跟诊抄方，并及时撰文总结；吴灿与孙健两位师兄组织线上老师即时案例学习讨论；更多的师兄学姐也正在为续辑思考和积累着……我们整理老师的临证思想，领悟辨证施治活的灵魂，意在传承经方生生不息的不朽精神。对于老师和师兄学姐们的工作，我们每一位读者、每一位经方传承人都当感佩、铭记于心。

北京冯世纶经方中医医学研究院院长

陶有强

2023 年 11 月 22 日

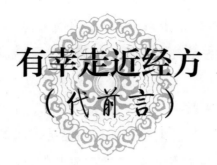

有幸走近经方
（代前言）

2023 年 2 月 28 日，晨起，骑行在东直门外大街，奔赴冯世纶老师坐诊的树德堂中医馆，路上林立的白杨树尽显沧桑，东方的晨光泛起，料峭春风虽有丝丝冷意，但初春的北京已尽显暖意，心心念念已久的进京跟师学习，至今终于实现。

此段学习经历，终将成为我人生中深刻的记忆。

路虽有千万条，但人生选择一条老师走的路，终能相遇，并跟师向前。

这不禁让我想起自己学习经方的苦难历程，若不是家父重病，我也很难走上经方之路……

2015 年 11 月，我刚到天津市人民医院跟随李文教授进修学习 ERCP（经内镜逆行性胰胆管造影术）两周，父母结束一年的新疆劳作，返回郑州照顾孩子，回来之后的健康体检，给了我当头一击。医院超声科的同事给我打来电话，告知父亲肝脏有十厘米的占位且肝内转移，晴天霹雳！正在吃饭的我六神无主，放下碗筷，快速往宿舍赶，背上包急匆匆赶往天津高铁站，赶到北京，买到第二天一早到郑州的票。我孤身一人在北京西站熬了一夜，心里煎熬，泪水溢眶，虽身为消化科医生，但倍感无力……

一路治疗的艰辛，泪水多于汗水，不愿回顾。

如今父亲已经去世数年，我依旧清楚地记得那时的情形。那个炎热的夏天，我赶了数千公里的路，从豫至疆，一路泪水。在大西北的边疆小镇，父亲躺在果园旁的土坯房里，他或已知道，我是来送他最后一程的。父与子生死离别的对话异常简单："爸，我来接你回家。""好。"最后一夜的煎熬，对每个人都是身心的折磨。他意识似有似无，面部表情异常痛苦，身体不自主地抽动……所有人都不忍心多看一眼。母亲已经又一夜不合眼，弟弟在门外一声不吭地蹲着，不停地擦眼泪。看着母亲日渐消瘦的疲惫身影，我心如刀绞，已无心顾及太多，走到床旁，对父亲说："爸，你一路走好！"然后我选择了无奈的放弃……就这样，抽烟酗酒的他匆匆然走完了一甲子的人生。

记忆的时钟又往前拨了数年，想起那年未学经方之时，走投无路，空乏无术，驱车带父深入太行山中，寻"仙医妙草"，然希望而去，失望而归。

面临种种困境，西医学给我更多的是无可奈何，一年之内五次介入栓塞化疗和两次无水乙醇消融，最后一次的复查让我陷入绝望，增强CT上看到的是肝脏上"杂草丛生"。我面墙而泣，擦干泪水，回到车上，跟父亲说："好多了，治疗效果很好。"此后我再未带父亲到医院做过任何检查和治疗，自求中医活人之路。

我如饥似渴般地搜猎于各种中医书籍，夜以继日，一步步走入医圣仲景师之门。先本草，次方证，后病机，逐步建立起六经八纲方证的经方医学思维体系。然生命不等人，我学有所悟之时，亦是和父亲的生离死别之日：2018年7月父亲病逝。

医路漫漫，生命的岔路口，迷茫彷徨困惑，不知将何去何从时，老师的思想就像一盏指路明灯，老师的身形虽不伟岸，但老师的胸怀足够宽广，内心足够博爱，学识足够渊博，践行经方医学思想，是知行合一的典范。老师传授我们的不仅仅是经方的理论联系临床的知识，更重要的是为人为师之道。

写至此，泪水夺眶而出，经方之路，命运的安排！

如何学习老师辨证遣方用药的思维过程，如何学习老师对方证和药证应用的经验，如何学习老师应用经方思维应对重大疾病？章太炎先生说："中医之成绩，医案最著。欲求前人之经验心得，医案最有线索可寻，循此钻研，事半功倍。"记录老师的医案，思考老师的答疑解惑，在一篇一篇医案的整理之中，收获满满，在日常临证之中，越发觉得"谨守病机"的重要性，越发觉得记录老师医案的重要意义。今把近期跟诊老师的部分病案进行整理，以鞭策自己，以飨同道。

经方医学不仅是一种祛除病魔的东方医术，也是一种顺势而为的应变之法，一种潜心笃行的修行之学，更是一种宁心静守的生活态度，一种与世无争的处世之道。

余生，秉承老师的愿力，做一代经方传人，始于经方，终于经方，无愧于师恩，无愧于己心！

杨雅阁

2023 年 8 月 29 日于郑州

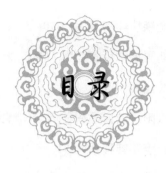

目 录

一、胃内瘤变案

现代人们的生活欠规律而常膏粱厚味，因此易患胃肠疾病，今择一例冯世纶老师的当归建中汤治胃痛案，记录学习体会如下。

某女，37 岁。

初诊 2020 年 11 月 24 日：胃痛 18 年，胃窦小弯炎，低级别上皮内瘤变，常胀痛，左卧疼重，受凉心情变化加重，口干，大便溏，日一二行，月经前期 3～7 天，有时起床心慌；苔白舌淡，脉细弦。

辨六经为太阳阳明太阴合病，辨方证为当归建中加灵脂汤证：

当归 10g　　　桂枝 10g　　　白芍 18g　　　炙甘草 6g
炒五灵脂 10g（包）
自加生姜 3 片、大枣 4 枚、饴糖 45g（分冲），7 剂。

二诊 2023 年 3 月 21 日：服上方 1 周后，胃痛已，共服药 1 个月，经常发作的 18 年胃痛得以控制，后仅是偶尔出现胃痛。现症：食后胃胀，晚上明显，烧心，有时口干苦，大便日一行，有时不成形；苔白，脉细弦。

辨六经为少阳太阴合病，辨方证为小柴胡合茯苓饮合乌贝散加薏苡仁汤证：

姜半夏 30g　　　党参 10g　　　陈皮 30g　　　茯苓 12g
生白术 18g　　　枳实 10g　　　生薏苡仁 30g　　柴胡 12g
黄芩 10g　　　乌贼骨 10g　　　浙贝母 10g
自加生姜 3 片、大枣 4 枚，7 剂。

患者服药 1 周后随访，胃胀减；口干口苦减，仍间断有烧心，嘱原方继服。

【老师答疑解惑】

问：老师，小建中汤证为桂枝汤证中虚有寒而腹中急痛，但该案四诊信息中表证不明显，考虑为太阴病，为中虚有寒并血气不足，临床中小建中汤证可否不见表证？

答：本来小建中汤证表证就不明显，它不讲表证了，小建中汤用桂枝，肯定有表，有气上冲，但表轻了，不讲表而讲里了。桂枝加芍药以后是太阳阳明合病，加大量的饴糖，变成太阳阳明太阴了嘛，所以我们还是说太阳阳明太阴合病，如果没饴糖或嫌饴糖麻烦，我们就用五灵脂代替，五灵脂甘温活血。小建中汤关键是饴糖，饴糖是大温的，所以这个叫太阳阳明太阴合病，或者直接叫太阳太阴合病也行，有的就叫太阴病也可以，完全可以，其实理念是轻重的问题，从方子的组成来看，有表。

问：这个患者后来随访，她说胃痛 18 年，药吃 1 周开始见效，不疼了，连吃了 1 个月，她这 18 年的胃痛就缓解了，说就是偶尔有些疼，但不明显了。她是麻醉师，她说这个方子太好了。2023 年 3 月 21 日复诊，她说口苦，胃胀，用的小柴胡合茯苓饮合乌贝散加薏苡仁汤。老师，这个合方为什么去了甘草？

答：胃胀之茯苓饮没有甘草，与小柴胡汤合方之后，可以用可以不用，胀得厉害就不用了，对腹胀不利。老争论柴胡加龙骨牡蛎汤有没有甘草，实际上我们经常用，但这个方子为什么没甘草呢？这可能就是抄写的过程中漏掉了，但是我们临床用的时候，根据病情可以用，也可以不用。你看，如果桂枝甘草汤证明显的，气上冲明显的，一般还要桂枝、甘草一块儿用，桂枝甘草龙骨牡蛎汤，一般都加甘草，桂枝、甘草是解表的。如果没有其他症状，胸胀满明显，甘草可以不用，这个要灵活，也不是绝对的。所以，用不用甘草，看情况，毕竟是甘缓的，不利于去胀。

问：上次有个患者心梗后腹胀、便秘、汗出、眠差，用的是桂甘龙牡汤合茯苓饮，这里面为什么有甘草？

答：对，桂枝甘草龙骨牡蛎，甘草应该用，不能少。发汗后，下之后，其人心下悸，欲得按者，气上冲得厉害，桂枝、甘草一块儿用。单纯解表，表证厉害的时候，必须同用，桂枝、甘草、生姜、大枣，尤其是和生姜一块儿用，就是辛温健胃生津液发汗。所以，桂枝甘草就是桂枝汤相似的方，它简化了，简化以后力量更专了，专什么呢？解表，治气上冲，桂枝汤治汗出恶风，没有生姜、大枣这些，可能治疗汗出恶风差点，不如用生姜、大枣好，桂枝汤就是靠生姜、大枣、甘草这些健胃，加芍药敛一下。

【临证体会】

患者胃痛 18 年，胃胀疼，受凉加重，大便溏，为中虚有寒；月经前期3～7天，苔白舌淡，为血气不足；中虚血少，血不足以养心则心悸，有时起床心慌，或为血气不足以养心，或为表不解气上冲；口干，为里虚热之象，考虑为津血不足，津液枯燥。治以温中补虚、和里缓急、养血活血止痛，遣方当归建中汤加五灵脂，效如桴鼓。

胡希恕先生说小建中汤治腹痛如神，对于虚寒性胃痛都好使，小建中汤是由桂枝汤化裁而来，对于中虚有寒，血气不足，表不解，效果好。小建中汤是桂枝汤倍增芍药，更加大量温中补虚的胶饴，芍药治腹中拘挛痛，但芍药微寒，因此用大量饴糖甘温补中缓急制寒，故治桂枝汤证中虚有寒而腹中急痛。冯世纶老师说小建中汤芍药虽凉，但用大量甘温饴糖，以太阴为主。陈雁黎老师的《胡希恕伤寒论方证辨证》言："小建中汤在《辅行诀脏腑用药法要》中称建中补脾汤，本方实为桂枝汤倍芍药，米粥改为饴糖……有温中补虚、和里缓急之功，以达外和营卫、内调气血之目的。"

小建中汤证的主症：腹中急痛，心中悸而烦。腹中指胃脘，急痛为虚寒性胃痛，轻按则痛，重按则痛减，痛时喜按。

胃内瘤变案

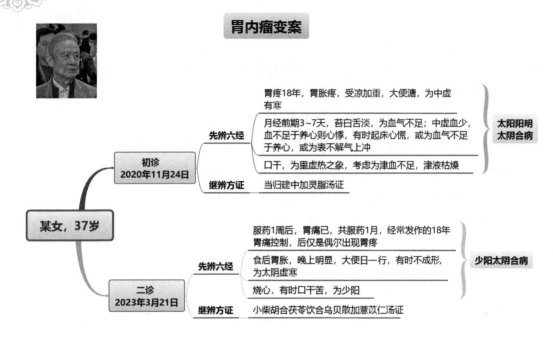

某女，37岁

初诊 2020年11月24日

先辨六经

胃疼18年，胃胀疼，受凉加重，大便溏，为中虚有寒

月经前期3~7天，苔白舌淡，为血气不足；中虚血少，血不足于养心则心悸，有时起床心慌，或为血气不足于养心，或为表不解气上冲

口干，为里虚热之象，考虑为津血不足，津液枯燥

太阳阳明太阴合病

继辨方证 当归建中加灵脂汤证

二诊 2023年3月21日

先辨六经

服药1周后，胃痛已，共服药1月，经常发作的18年胃痛控制，后仅是偶尔出现胃疼

食后胃胀，晚上明显，大便日一行，有时不成形，为太阴虚寒

烧心，有时口干苦，为少阳

少阳太阴合病

继辨方证 小柴胡合茯苓饮合乌贝散加薏苡仁汤证

（整理：杨雅阁，喻刚，杨滔）

二、半月板变性案

某男，30 岁。

初诊 2023 年 5 月 8 日：2022 年 12 月 5 日检查双膝关节腔及髌上囊积液，左膝半月板后角变性。走路时间长则右膝疼，天凉疼，无力，易汗出，盗汗，手心热、汗出，大便如常，腹胀，饭后嗳气；苔白根腻，脉细弦。

辨六经为少阴阳明太阴合病，辨方证为二加龙骨牡蛎加苓术防知汤证：

桂枝 10g	白芍 10g	白薇 12g	炙甘草 6g
苍术 18g	茯苓 15g	防己 10g	知母 12g
生龙骨 15g	生牡蛎 15g	白附片 18g	

自加生姜 3 片、大枣 4 枚，7 剂。

按：患者初诊易汗出，右膝疼，且天凉疼，无力，为表虚寒证；盗汗、手心热汗出，为表虚不固，阳明里热逼津液外泄；腹胀、饭后嗳气，苔白根腻，此为太阴里虚寒所致，故辨六经为少阴阳明太阴合病，辨方证为二加龙骨牡蛎加苓术防知汤证。

二诊 2023 年 5 月 23 日：嗳气及膝关节疼减，梦多，牙龈出血，汗出不多，盗汗已，手心汗出；苔白根稍腻，脉细。

辨六经为少阴阳明太阴合病，辨方证为二加龙骨牡蛎合二陈加知术防汤证：

上方加陈皮 30g、姜半夏 15g，7 剂。

按：二诊虽诸症减，然病机如前，故维持原方，仍腹胀，嗳气，故另加入陈皮、半夏，也就是取二陈汤方意，理气和中，降逆化湿。

【老师答疑解惑】

问：老师，刚才那个膝盖疼的，您的方子里加了防己，防己加减的时候是怎么考虑的呢？

答：它利水嘛，利水。

问：防己这味药有无病位的选择，利哪里的水？

答：一般的水湿都可以用，没有病位，利湿的嘛，茯苓、白术、泽泻这一类的，都是利湿、利水的。

问：您这相当于是加强了茯苓、白术利水的效果？

答：对，咱们《伤寒论》治痹症，胡老说离不开少阴，痹症是什么？表寒，在表的虚寒证，在表，疼痛啊，属于少阴表证，治少阴就可以了。桂枝加附子汤，头一个方，以后有桂枝去芍药加附子，这后来不是有桂枝去芍药加附子吗？桂枝附子汤，后来就发现了去桂加白术、甘草附子汤这一类的，这是太阳太阴合病，太阴合病，有的就水湿重，加茯苓这类药，像这个桂枝芍药知母汤里也用了防风，也用了茯苓，这就是说加强利水的作用，所以《黄帝内经》（以下简称《内经》）上讲痹的形成是风寒湿三气合而为痹。它讲病因时，这也是观察到的，得关节炎的不光是有表，而且有湿。湿起了很大的作用，风（表）、寒（表）、湿，三气合到一块儿形成了痹症。痹症，当然身上疼痛在表啊，从症状表现说在表，但同时还有湿。经方比它高明一步的是它不一定祛湿，祛寒就行，解表就行，桂枝加附子就行，麻黄附子汤就治疗这种疼痛，但是有湿了，加茯苓、白术，严重了就加防己，这都是利湿的。

问：老师，这个防己性味偏寒还是偏热呢？

答：它不太寒，偏平性的，对，还是偏凉一点吧，跟葛根似的，葛根是凉的还是热的呢？葛根是凉的，它是平性的，胡老说是凉性的解表药，与桂枝、麻黄辛温不一样，它是平性的，平的那就是跟辛温的一比，它是偏凉了，它是凉性的解肌药，所以葛根也是个解肌药，它不是辛温的，它偏于凉，但凉得不厉害，平性。

问：老师，防己偏凉，那和薏苡仁、知母有相同的作用吗？

答：那不一样，知母就是消肿，它是清热消肿的作用，用来祛水的；生薏苡仁是利湿的，它这个利湿利的是表湿；防己利水，跟湿不一样了，在表的湿用生薏苡仁，在里的湿用防己，这防己利水力量大，它叫利水，不叫利湿，中医中药用词啊，它有一定的不一样，为什么不一样呢？因为它作用不一样，利水就是里头的水多，湿在表，大青龙汤也有湿吧，身重，湿在表，真正利湿用薏苡仁，用哪个好呢？用生薏苡仁比较好，用防己啊就差点，它是在表，说湿在表，不说水在表，水和湿有区别吗？是一个东西，但是有区别，一般水是偏于里了，一般称为水湿。

问：老师，那薏苡仁不是清阳明吗？阳明不是里了吗？那怎么又表湿了呢？

答：一般有湿，大青龙汤，合并阳明了嘛。它只是相对地讲，薏苡附子败酱散清的是里湿，都是相对来说。对比防己，一般来说身痛时，湿重用生薏苡仁，不用防己，如果关节肿痛，小便不利，用防己利尿，利尿作用大，用防己；外湿在表，用生薏苡仁就可以了。

问：老师，请您讲讲知母的应用体会。

答：知母治疗足跟痛，足跟痛有肿胀，知母消肿胀，白薇没有这个作用。二加龙牡汤原方是白薇，知母是凉性强壮药，白蔹、白薇这两种药，有人分不清楚，白蔹和芍药一样，敛的、补血的，酸敛的，知母也有敛的作用，消肿胀的作用比较明显。我们治疗过一位典型的老太太，她老伴、儿女、孙子对她都非常重视，经常带她看病，坚持看，所以老太太有信心吃药，要是一般人可能都不吃了。类风湿疼得要命，用激素就不疼了……我们中医不好弄，你治疗不见效，患者吃几剂药就不吃了，他吃了激素虽然不好，可人家激素一上就见效，你给他怎么说他都不信。这个老太太不错，我们说你把激素撤了，慢慢撤了，开始撤的时候，疼痛加重，但老太太听话，继续吃，吃了（中药）之后，激素再没吃，慢慢地关节疼痛减轻了，大概1年的时间吧，她头顶上原本两个大包，红的，消失了，胳膊上一串结节，慢慢地，结节也少了。所以，知母消肿胀非常明显。我们有一位新疆来的患者也是用知母，用白薇不行，知母消肿胀，身体尪羸，那个肿大啊。哪个药消肿胀？就是桂枝芍药知母汤中的知母。

问：知母消肿的作用，主要通过利水吗？还是通过哪种作用机制？

答：清热。关节红肿啊，因为热，知母偏于清热，茯苓、防己祛湿利水，桂枝芍药知母汤，关节尪痹，哪一个治啊？麻黄、桂枝治不了尪痹，尪痹是关节肿，红肿热痛的肿，知母可以来治，它清热消肿。

问：知母、防己、薏苡仁三味药，同用相对多一点吗？

答：它们是一类的，利湿的，经方用药非常简单，有一个利湿的药就行了，不需要堆积，堆积在一块儿加强作用，也可以，但是一般有一个药起作用就行了。《伤寒论》第28条讲"服桂枝汤，或下之，仍头项强痛，翕翕发热"，还有表啊，还有表怎么办？把桂枝去了，以为去芍药（胡希恕先生认为这里的"去桂"是错误的，应该是去芍药），加茯苓、白术，加这两个利湿的药就行了，加防己可以吗？也可以，如果说没有白术，没有茯苓，这种情况下用薏苡仁或者防己也可以，起同样的作用。

问：老师，防己肾毒性的问题，目前怎么考虑，用药量和用药时间怎么把握？

答：有是证用是药，不是说长期用。真正的防己没毒，有毒的那是假防己，关防己有毒，长期吃当然是有毒了。它不对证，没有"有是证用是药"，那根本就不对，没这个证不应该用这个药，《神农本草经》不写附子有毒，到了李时珍写附子有毒。《神农本草经》的概念，就是说药都有毒，以毒祛病，凡是药都是说有偏性的。什么叫药呢？我们用的药多数都是可以吃的东西，生姜、赤小豆、马齿苋、败酱草，这都是吃的，小麦，这都是吃的，生石膏也是做豆腐用的，都用啊，都是吃的，但是它又可作为药，为什么？它有所偏啊，什么标准呢？本草石之寒温，它这八纲特性有所偏，生石膏吧，八纲的概念是什么呢？凉的寒，辛凉的，凉的那就清热，我们做豆腐用它可以；赤小豆我们也经常吃，绿豆经常吃，但是它作为药用，利湿排脓，它有所偏，性质有所偏，八纲的概念有所偏，所以每个药有所偏，老吃一个药肯定不行，老吃一种食物，吃的时间长了，肯定也出问题，你说当归好，老吃，吃了十年后，肯定出事。

问： 老师，您说关防己有毒，咱们经方用的防己是哪一种呢？

答： 汉防己，咱们一直用这一个。《神农本草经》里是汉防己，而关防己是清代加入的，样子像防己，实际不是防己，是马兜铃科的一种植物，是误入了，当成防己了，现在已经肯定了，它不是防己，不用了，它造成的肾损害，就是这里头要说了。长期吃一种药，防己是这样，黄芪、人参长期吃也不行，没这个证，你吃它就不对，不能是补药就吃，何首乌本身是延年益寿，但后来损害肝脏了，为什么呢？老吃老吃就损害了。附子，我们说是好药，是救命的药，但没有病，你吃它干吗？强壮补肾的，肾好了什么病也没了，理论上是这么讲的。

生附子量好掌握，制附子不知道制得什么样，制得太过了，没作用，没作用就加量，结果中毒了，还不如用生附子，至少我们知道它是生的，少用点，6g 就行了，用对了以后不至于中毒，有是证用是药，就不会中毒。后来补肾，强调的补，结果中毒了……扶阳靠附子，没有病为啥吃药啊，不应该吃。

【临证体会】

二加龙骨汤是临床常用方，是在桂枝加龙骨牡蛎汤基础上去桂枝加白薇、附子演变而来。冯老也常用此方加减治疗风湿痹症，诸多医案中的处方是在二加龙骨汤基础上加入了茯苓、苍术，也就是合了桂枝加苓术附汤，这正是胡希恕先生最常用的治疗风湿痹痛的方证，因患者盗汗、手心热汗出等阳明证明显，故加入龙骨、牡蛎，以清热敛汗，另加入防己、知母等强化清热利湿的功效。

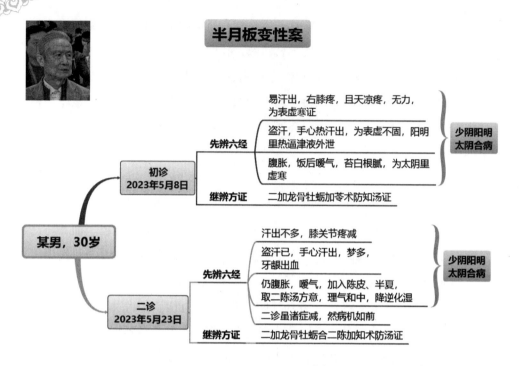

半月板变性案

某男，30岁

初诊 2023年5月8日

先辨六经
- 易汗出，右膝疼，且天凉疼，无力，为表虚寒证
- 盗汗，手心热汗出，为表虚不固，阳明里热逼津液外泄
- 腹胀，饭后嗳气，苔白根腻，为太阴里虚寒

→ **少阴阳明太阴合病**

继辨方证：二加龙骨牡蛎加苓术防知汤证

二诊 2023年5月23日

先辨六经
- 汗出不多，膝关节疼减
- 盗汗已，手心汗出，梦多，牙龈出血
- 仍腹胀，嗳气，加入陈皮、半夏，取二陈汤方意，理气和中，降逆化湿
- 二诊虽诸症减，然病机如前

→ **少阴阳明太阴合病**

继辨方证：二加龙骨牡蛎合二陈加知术防汤证

（整理：杨雅阁，喻刚，杨滔）

三、方随证转治新冠后遗症案

某男，25 岁。

初诊 2023 年 3 月 25 日：感染新冠病毒后过敏性鼻炎重，眼鼻干涩，遇冷流涕，身痒头痒，无汗鼻塞，怕冷，无精神，头晕烦躁，胃痛不能饮水，半夜渴醒亦不能饮水，尿频，少腹拘紧，会阴胀，腰酸疼，大便日二行，夜尿无；苔薄白，脉细弦。

辨六经为太阳阳明太阴合病，辨方证为大青龙减麻黄加荆白桔薏术汤证：

麻黄 10g	桂枝 10g	杏仁 10g	炙甘草 6g
桔梗 10g	生薏苡仁 30g	白蒺藜 15g	苍术 18g
生石膏 45g	荆芥 10g		

自加生姜 3 片、大枣 4 枚，7 剂。

按：首诊患者遇冷流涕，身痒头痒，无汗鼻塞，典型的太阳表实证；眼鼻干涩，半夜渴，烦躁为阳明里热；头晕，胃痛不能饮水，尿频，少腹拘紧，会阴胀，腰酸疼，怕冷，无精神，苔薄白，脉细弦，为里虚寒，水饮内停，证属太阴病；辨六经为太阳阳明太阴合病，老师方选大青龙减麻黄加荆白桔薏术汤。方中荆芥加强解表功能，白蒺藜祛风止痒，桔梗、薏苡仁通窍清利湿热，消肿排脓，苍术燥湿。

二诊 2023 年 4 月 17 日：服上药二剂，腹泻一行，服二加龙牡亦腹泻，鼻炎已，鼻眼痒已，心中恐惧无力紧，心填塞，吃饭一点即感怕力甚，再次则心悸，心慌，耳鸣，昨遗精，四逆不恶寒，口中和；苔白，脉细弦。

辨六经为太阳太阴合病，辨方证为苓桂术甘合肾着汤证：

桂枝 18g　　　　苍术 15g　　　　茯苓 15g　　　　炙甘草 6g
炮姜 10g

3 剂。

按：二诊患者表证减，转而心悸，心慌，耳鸣，为水饮上冲所致，辨六经为太阳太阴合病，老师处方为苓桂术甘合肾着汤，解表利饮降冲逆，温中止泻；因患者有心悸、心慌、心中恐惧无力紧，故增桂枝量至 18g 降冲逆；有腹泻，故加炮姜，合肾着汤之意，温中化饮止泻。

三诊 2023 年 4 月 25 日：心悸显减，食后胃不适，不能饮水，胃不适，心堵已，胃中冷，食后胃疼、胀气、嗳气，耳鸣减，未见遗精，肠鸣，口中和，大便日二行，溏，口干，饮水后不适，喝不进去；苔白，脉细弦。

辨六经为太阳太阴合病，辨方证为苓桂术甘合肾着加半夏汤证：
上方加姜半夏 30g，7 剂。

按：三诊因患者食后胃不适，不能饮水，口干，饮水后不适，喝不进去，为膈间停饮，故老师在三诊处方中加入半夏，合小半夏加茯苓汤之意，降逆祛饮。

四诊 2023 年 5 月 1 日：胃好转，但消化不好，口干不能饮水，常恶心，易生气头晕，耳鸣已，大便溏好转，腰易受凉，尿不尽，尿道溢液；苔薄白，脉细弦。

辨六经为太阳阳明太阴合病，辨方证为五苓散合肾着去甘草加陈苡汤证：
桂枝 15g　　　　茯苓 15g　　　　猪苓 10g　　　　苍术 10g
泽泻 15g　　　　陈皮 30g　　　　生薏苡仁 30g　　　炮姜 18g

7 剂。

按：四诊患者口干不能饮水，兼有小便不利，腰易受凉，易头晕，仍为外邪里饮，表里合病，里虚寒并饮停气滞，小便不利，水不得泄，郁而化热，且津液不得上承，故而口干不能饮水，辨六经为太阳阳明太阴合病，老师处方为五苓散合肾着去甘草加陈苡汤，因患者消化不好，故加入陈皮理气和胃，生薏苡仁清热祛湿。

【老师答疑解惑】

问：在临床中，有时会出现像这位患者一样，服用了生石膏之后出现腹泻的情况，这是什么原因？

答：一般来说，那还是不对证，生石膏还是比较凉，胃虚寒的人使用了之后可能出现腹泻的情况，不要见到口渴就加生石膏，加生石膏必须有烦躁才行，这个胡老反复强调过。

问：老师，您首诊的处方是大青龙汤减麻黄，麻黄可以不减量吗？

答：减，看症状厉害，因为见脉浮紧嘛，身重，说明非常厉害，表证明显。他这个慢性病，不明显嘛，当然麻黄就不用那么多了，它相当于是桂枝二越婢一汤，有的患者脉浮紧，鼻塞得厉害，那么此时麻黄可用18g。

【临证体会】

老师临证践行胡希恕经方医学理论体系，依据症状反应，先辨六经继辨方证，对于临床各种纷繁复杂的病理生理状态，老师总是化繁为简，寥寥数味，可比千金，正如费伯雄在《医醇賸义》中所言："天下无神奇之法，只有平淡之法，平淡之极，乃为神奇！"

该患者坚持在老师处就诊一年多，虽病机大多为外邪里饮，但无论其症状表现如何变化多端，老师均运用日常传授我辈之法，每一诊都是首诊，方随证转，辨证施治，解决主要矛盾，故能做到药味精简，处方得当，疗效显著。

我们临证之时，眼中看到的应该是"患病之人"，并非单纯的"疾病"，那是机械的唯物论，而非唯物的辩证观。在2023年的全国经方论坛上，娄莘杉老师在解读大塚敬节先生"当归四逆加吴茱萸生姜汤案"时讲："我们人的身体是有生命的，它跟电脑啊、电视啊、汽车啊，这些东西是不一样的，所以不管我们的肾好不好，我们的肝脏好不好，说白了最后都是全身的病，我们应该说不管你什么情况，不管什么症状，不管什么病，我们都应该对他进行全身性的治疗，所以说呢，我们治疗的对象，并不是疾病，而是那个为疾病所苦恼的人，也就是患者。"

　　冯世纶老师临证之时，强调莫要依赖专病专方思想，要重视患病之人，依据患者每诊症状反应，辨证施治，"有是证，用是药"，法随证出，方随证转，圆机活法。

（整理：杨雅阁，喻刚，于洋）

四、风引汤治耳鸣案

某男，40 岁。

初诊 2023 年 3 月 18 日：右耳耳鸣 6 年，加重 1 个月，腰痛，记忆力减退。感染新冠病毒后咳嗽，现在偶尔咳，汗出多，盗汗，口中和，身热，喜凉饮，纳可，大便黏，日二三行；苔白腻舌暗，脉细弦。

辨六经为太阳阳明太阴病，辨方证为风引汤去寒滑赤白加夏术苓汤证：

桂枝 24g	炙甘草 6g	生龙骨 15g	生牡蛎 15g
姜半夏 30g	生石膏 45g	炮姜 10g	大黄 5g
紫石英 12g	苍术 15g	茯苓 12g	

7 剂。

按：先辨六经继辨方证，患者汗出多，腰疼，偶有咳嗽，太阳表虚；盗汗，身热，贪凉，里有热；口中和，大便黏，日二三行，苔白腻舌质暗，脉细弦，里有寒饮。患者耳鸣、盗汗为表虚里热夹饮上冲，六经辨证考虑为太阳阳明太阴合病，辨方证为风引汤去寒滑赤白加夏术苓汤证。

二诊 2023 年 3 月 25 日：服药后左颈红热，耳鸣减，盗汗少，身热轻，咳已，汗出不多，大便日一二行，腰疼已，口臭，喜凉饮已；苔白，脉细弦。

上方加生薏苡仁 30g，7 剂。

按：患者服药后显效，症状大减，原方加生薏苡仁，清热利湿。

【老师解惑】

风引汤，《金匮要略》记载其治疗癫痫、惊悸、抽搐，是以桂枝甘草龙骨牡蛎汤为基础的变方。小儿抽动症与癫痫有点近似，桂枝甘草龙骨牡蛎汤是治疗火逆下之，因烧针烦躁者，造成的烦躁不安等症状。《伤寒论》第118条"火逆，下之"，这个病常见，所以这个方子用得非常广，下之后，表没解，里有热，会出现这种症状，烦躁不安，抽搐得厉害，精神神经症状也非常多见，所以，症状有轻有重，严重的如重度抽搐、烦躁、惊狂。风引汤原方桂枝甘草龙骨牡蛎汤加大黄、干姜、生石膏、紫石英、寒水石、滑石、赤石脂、白石脂，我们用的是风引汤加减，桂枝甘草龙骨牡蛎汤加减，依据病情，基本上表不解里热，表虚不固，大黄在这里起活血的作用，用干姜是考虑下虚寒，桂枝甘草龙骨牡蛎汤是太阳阳明合病，风引汤是太阳阳明太阴合病，它不一样，病的时间更长了，不但有里热，还有下寒，病情比较复杂。

马王堆汉墓医书中记载，"伤痉"多指破伤风，还有狗咬所致狂犬病。破伤风也好，狂犬病也好，现在是没有好办法，但是它记载的能治，有一定的办法，肯定有一定的效果，要不也不会记载。这个方子在当时应用可能还是比较多的，狂犬病、破伤风应该挺多的，因为在当时情况下，打仗啊、生小孩啊，消毒不规范，用普通的剪刀，等等。破伤风是妇科记载的产后三大病之一，痉、抽风、破伤风嘛。产后风，当时也没有其他办法，中医有一定的办法，可以根据这些症状用它——风引汤。这里面有些药用得多，紫石英、赤石脂都是石头药，重镇的，但是基础方是桂枝甘草龙骨牡蛎，所以治病先辨六经，风引汤的六经主要是太阳阳明为主，时间长了有太阴，所以用干姜。大黄起活血祛瘀作用，再一个，大黄和干姜一块儿用，起温下的作用。现在咱们讲胃动力，它有温下的作用，大便干的，时间长了以后用下法，光用干姜，通不下去，必须用大黄，属于温下，大黄和干姜在一起温下的作用，不是寒下了，他吃了以后不会拉稀，邪从下走了。

马王堆汉墓医书《五十二病方》第一个方，很可能就是风引汤，但是不太确切，经过一千多年了，书看不清了，有好多空格，空格我给填了填，按照空格填，正好风引汤那几味药，出现了桂，不是肉桂，就是桂枝。膏，肯定不是猪膏，是生石膏。

【临证体会】

风引汤见于《金匮要略·中风历节病脉证并治》附方："风引汤：除热瘫

痫。大黄、干姜、龙骨各四两，桂枝三两，甘草、牡蛎各二两，寒水石、滑石、赤石脂、白石脂、紫石英、石膏各六两。上十二味，杵，粗筛，以韦囊盛之，取三指撮，井花水三升，煮三沸，温服一升。（治大人风引，少小惊痫瘈疭，日数十发，医所不疗，除热方。巢氏云：脚气宜风引汤）"

此案患者主诉耳鸣，耳鸣是临床难治证之一。整体辨证六经为太阳阳明太阴合病，方用风引汤加减，以桂枝甘草龙骨牡蛎、生石膏、大黄解表清热；重用桂枝降冲逆，加茯苓、苍术、半夏祛饮，服药后不仅耳鸣减轻，其他症状均有好转。正应胡希恕先生所说：经方的辨证施治就是"于患病人体一般规律反应的基础上，而适应整体，讲求疾病的通治方法"。方与证相适应，服药后明显好转。二诊时患者又带了一位朋友过来，冯老的患者多是"组团""慕名"而来，从中已知其疗效。

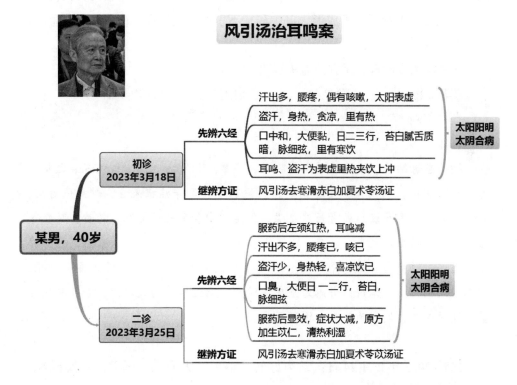

风引汤治耳鸣案

某男，40岁

初诊 2023年3月18日

先辨六经
- 汗出多，腰疼，偶有咳嗽，太阳表虚
- 盗汗，身热，贪凉，里有热
- 口中和，大便黏，日二三行，苔白腻舌质暗，脉细弦，里有寒饮
- 耳鸣、盗汗为表虚里热夹饮上冲

太阳阳明太阴合病

继辨方证　风引汤去寒滑赤白加夏术苓汤证

二诊 2023年3月25日

先辨六经
- 服药后左颈红热，耳鸣减
- 汗出不多，腰疼已，咳已
- 盗汗少，身热轻，喜凉饮已
- 口臭，大便日一二行，苔白，脉细弦
- 服药后显效，症状大减，原方加生苡仁，清热利湿

太阳阳明太阴合病

继辨方证　风引汤去寒滑赤白加夏术苓苡汤证

（整理：杨雅阁，于洋，杨滔）

五、治脑外伤后遗症案

某男，45 岁。

初诊 2023 年 2 月 3 日：患者身瘦，2019 年车祸后，颅底骨折出血，善忘，眠差，易醒，多梦，汗出不多，怕冷，纳差，不能食凉，食则腹泻，大便黏，日 1 行或 2 日 1 行，黏不成形，口中和，不思饮，无性欲，夜尿 1 次，急躁；苔白厚，脉细。

辨六经为太阴病，辨方证为茯苓四逆汤证：

茯苓 12g	党参 10g	白附片 30g	炮姜 10g

炙甘草 6g

7 剂。

按：患者纳差、乏力、善忘、眠差、多梦、怕冷、脉细，机能沉衰之象显著，陷入阴证，从纳差、食凉则泻、大便黏不成形等症状来看，辨病位为里，病情为虚寒当无异议。患者虽然急躁，但是口中和，且无舌红、苔黄、脉数等症，当无阳明里热之患。善忘、眠差、多梦、脉细、怕冷，综合来看，当为津亏血虚，心神失养而致。苔白厚、不思饮、夜尿 1 次，应有水饮之毒。急躁，考虑寒饮上犯。整体辨证考虑为里虚寒停饮，六经辨证为太阴病，老师先从里虚寒停饮入手，处方为茯苓四逆汤原方。

二诊 2023 年 2 月 24 日：乏力好转，纳差，大便黏，眠差，双踇趾凉，苔白根腻，脉细。

辨六经为太阳太阴合病，辨方证为茯苓四逆加桂丹归蛭汤证：

上方增白附片 45g（先煎），加桂枝 10g、牡丹皮 10g、当归 10g、水蛭

10g，7剂。

按： 二诊患者症减，但是仍然纳差、便黏、肢端怕冷，苔白根腻，脉细，证仍以太阴为主，考虑肢端怕冷，当有外邪，且外伤病久当有瘀血，故增附子以加强温阳化饮之力，加桂枝、牡丹皮（有桂枝茯苓丸之意）、当归、水蛭，养血化瘀。

三诊2023年4月8日：纳可不多，大便2日一行成形，怕冷四逆，足大趾凉，早起流清涕，小便黄，善忘，易害怕；苔白腻舌暗，脉细弦数。

辨六经为太阳太阴合病，辨方证为当归四逆加吴茱萸生姜去通草加川芎汤证：

吴茱萸 15g	桂枝 10g	白芍 10g	当归 10g
炙甘草 6g	细辛 6g	川芎 6g	茯苓 15g

自加生姜3片、大枣4枚、黄酒20mL，7剂。

按： 患者大便成形，纳可，说明太阴里虚寒的状况已经改善，而以四逆怕冷为主，兼有鼻流清涕等表证，整体辨证考虑为表邪里寒并血虚饮停，辨六经为太阳太阴合病，治以建中和荣固卫，更以温中化饮，予当归四逆加吴茱萸生姜去通草加川芎汤。

四诊2023年9月26日：失眠，善忘，不易入睡，纳一般，不能食凉，小便黄，味大，夜尿1～2次，大便日一行，不成形，口中和，困乏无力，事多烦躁，四逆，足大趾凉已；苔白根厚，脉细弦。

辨六经为太阳太阴合病，辨方证为当归四逆加吴茱萸生姜去通草加芎夏炮姜汤证：

上方加姜半夏30g、炮姜10g，7剂。

【老师答疑解惑】

问： 老师，这个患者，初诊时怕冷、腹泻、急躁，老师开的茯苓四逆汤，这个茯苓四逆汤具体临床应用的要点是什么？

答：咱们这茯苓四逆啊，其实有点勉强，应该用生附子，但方子里没有。茯苓四逆汤，那就是四逆证，又见手脚冰凉，脉微细，心下痞硬满，还有水饮证，加茯苓，就是有心悸、烦躁这些症状，人参治心下痞硬满，四逆汤变来的嘛。这里头的烦躁，相对来说，是水饮上犯，它不是热，我们看，他吃了以后，还舒服，没上火，按里虚寒治，判断了属里虚寒以后，再找具体的方。

问：老师，三诊，为何辨为当归四逆加吴茱萸生姜汤呢？

答：当时看就是说，有一点属表了，这一诊表证明显了，有太阳太阴合病了，但是还是里寒为主，所以这里头加入治里寒的吴茱萸。

问：老师，三诊当归四逆加吴茱萸生姜汤，加这个川芎，是为了化瘀吗？

答：是代替通草。

问：哦，川芎是代替通草啊？

答：对，通草弄得老有争议，胡老注释，古代的通草就是现在的木通，这么注解了，实际他弄反了。古代的木通是现在的通草，这样讲还行，为什么？一派的虚寒，哪能用苦寒的药啊，木通是苦的啊，所以说，胡老不知道怎么讲的，通草就是木通，应该反过来，古代的木通就是现在的通草。通草淡，没有苦味，我们干脆不用它，因为它起什么作用，真闹不清楚，有点利尿作用，它还哪有通络作用啊，直接用川芎代替通草。

【临证体会】

患者谈及4年前的车祸以及车祸导致的颅底骨折出血，言下之意是提醒老师，目前的症状是否与当时的损伤存在关联。尽管如此，老师并未如时方派一样，从活血壮骨、补肾化瘀入手，而是仍然详细获取患者刻下的四诊信息，根据症状反应，先辨六经，继辨方证。

冯老常说：首诊方子可以开得小一些，单刀直入，先看看大致方向对不对，二诊再考虑是否合方，此医案即是明证。老师首诊并未兼顾患者血虚血瘀的情况，不是毕其功于一役，而是专注于改善患者的里虚寒停饮，待主要矛盾基本解决后再根据情况逐步清理战场。

（整理：杨雅阁，喻刚）

六、肠易激综合征案

某男，35 岁。

初诊 2023 年 4 月 6 日：食易腹泻 1 年多，西医诊断为肠易激综合征。早醒，大便日 2～3 行，有时腹痛，每食腹胀，口中和，腹腰凉，早起嗳气干呕；苔白腻，脉细弦。

辨六经为太阴病，辨方证为茯苓饮去枳实加半夏焦三仙炮姜汤证：

姜半夏 15g	党参 10g	陈皮 30g	苍术 10g
炮姜 10g	茯苓 12g	焦三仙各 10g	

自加生姜 3 片，7 剂。

二诊 2023 年 4 月 14 日：腹泻已，眠好转，早醒，口中和，不思饮，无明显干呕嗳气，腰痛，少腹凉；苔白，脉细弦。

辨六经为太阴病，辨方证为肾着加半夏汤证：

姜半夏 50g	炮姜 15g	茯苓 15g	炙甘草 6g
苍术 10g			

7 剂。

三诊 2023 年 4 月 21 日：眠好转，早醒（之前睡 3～4 小时，现在能睡 4～5 小时），腰怕冷，口中和；苔白，脉弦细。

辨六经为太阴病，辨方证为肾着加半夏汤证：

上方增姜半夏至 60g，7 剂。

【老师答疑解惑】

问：老师，这位患者，初诊辨为太阴病，辨方证为茯苓饮去枳实加半夏焦三仙炮姜汤证，为何去枳实？此案炮姜与生姜同用的用意是什么？

答：去枳实是因为枳实偏凉。患者拉肚子，太阴里寒，需要温，用炮姜了，枳实有时就不用了，枳实消痞块，性偏凉，用也可以，考虑到它寒凉，加温中的炮姜，就不用枳实了。茯苓饮用生姜，有时用炮姜就是理中的意思，因为茯苓饮也是理中嘛，所以在这个基础上加炮姜有止泻的作用，用炮姜重在温中止泻，用生姜重在健胃止呕。六经辨了以后，辨方证就根据具体情况用药。

问：如果大便溏，辨为太阴病的时候，用焦三仙的机会就多些吗？

答：当然了，焦三仙其实就等于白术，后世用焦神曲、焦麦芽、焦山楂，北京市叫焦三仙，可能全国都是这么叫的，它就是一个建中止泻的作用。炭类药有止泻作用，用焦白术也行。

问：老师，这位患者，二诊三诊腹胀已，嗳气干呕已，但腰痛，少腹凉，眠差早醒，辨六经仍为太阴病，为里虚寒停饮，辨方证为肾着加半夏汤证，半夏增量是主要针对"胃不和则卧不安"吗？

答：半夏有安眠的作用，痰饮引起的眠差，半夏化了饮，眠差就好了，增半夏重在健胃温中化饮以安眠。《内经》的半夏秫米汤，高粱米健胃，和大米一样，有的地方吃高粱米，东北这一带吃高粱米，南方的吃稻米多，东北也种稻子，但是习惯还是高粱米多，实际上高粱米和稻米一样，都是健胃的。有些眠差用酸枣仁，寒饮的用酸枣仁汤不行，酸枣仁汤为什么加茯苓？就是怕它有饮，但酸枣仁汤主要是血虚有热，这个有效，有饮的眠差，一点效也没有，不但没效，还会造成睡不好觉，因为啥？它是凉的，酸枣仁汤是血虚有热，酸枣仁、川芎养血，知母清热，如果饮重了以后，它就不行了，知母、枣仁都是凉的，饮化不了，反而越吃越厉害。酸枣仁汤基本是血虚有热的吃了有效。有痰饮的不行，有痰饮的要用半夏、茯苓。

【临证体会】

患者主诉以消化道症状为主，易腹泻、腹胀，时腹痛，大便日 2～3 行，症如西医之肠易激综合征，综合分析可知，患者病位在里，病性为阴，病情为虚寒，口中和，无阳明里热证。晨起嗳气干呕，苔白腻，同时还有水饮为患，整体辨证为里虚寒饮停并气滞，辨六经为太阴病，老师处方为茯苓饮去枳实加半夏焦三仙炮姜汤。

为了增强茯苓饮温中利饮、理气降逆之功，适当调整了原方药味与药量的配比，以苍术易白术，重用陈皮，减少生姜，因患者嗳气干呕，增入半夏，也就是小半夏汤，健胃止呕；加入焦三仙，开胃和中，消积化滞；因患者腰痛、少腹凉，加入炮姜，与苓术一起，有肾着汤之意，旨在进一步温中利饮。冯老常用肾着汤治疗腰冷痛、少腹冷痛、会阴部疼痛等，可收捷效。

二诊、三诊患者消化道症状已除，转而以腰冷痛、少腹凉为主诉，并有眠差易醒，老师处方肾着加半夏汤，方中重用姜半夏化痰饮以安眠。

（整理：杨雅阁，喻刚）

七、高血压合并胃窦炎案

某女，41岁。

初诊2023年3月22日：高血压20年，服药后血压140/100mmHg，不服药血压160/110mmHg，气短，易晕厥，口中和，大便如常，小便黄，夜尿无；苔白滑润，脉细。

辨六经为少阴太阴合病，辨方证为真武加桂汤证：

白附片 15g	白芍 10g	茯苓 15g	生白术 30g
桂枝 15g			

自加生姜3片，7剂。

按：首诊患者气短，易晕厥，结合口中和，没有其他热象表现，苔白滑润及脉细，整体考虑为表里合病，外邪里饮。《伤寒论》第82条："太阳病发汗，汗出不解，其人仍发热，心下悸，头眩，身瞤动，振振欲擗地者，真武汤主之。"患者晕厥是"欲擗地"，考虑水气重并已陷入阴证，是水饮冲逆导致的气短、晕厥。辨六经为少阴太阴合病，辨方证为真武加桂汤证，温阳利水、解表降冲逆。

二诊2023年4月12日：气短减，未见晕厥，口中和，小便黄，腹胀，未吃降压药，血压时高时低，收缩压在130～150mmHg浮动；苔白舌胖，脉细。

辨六经为太阳太阴合病，辨方证为苓桂术甘合茯苓饮加半夏去枳实汤证：

桂枝 18g	生白术 30g	茯苓 15g	炙甘草 6g
陈皮 30g	姜半夏 30g	党参 10g	

自加生姜 3 片，7 剂。

按： 患者首诊服真武加桂汤后，气短减，晕厥已，上方有效，但是口中和，腹胀，考虑为心下停饮，并气上冲胸，故而腹胀、气短，仍为表里合病，外邪里饮，但较首诊水气轻，辨六经为太阳太阴合病，辨方证为苓桂术甘合茯苓饮加半夏去枳实汤证，解表温中、降冲逆逐水饮。

三诊 2023 年 6 月 14 日：5 月 16 日北京医院胃镜示：胃窦黏膜中度慢性胃炎，胃小凹增生。气短不明显，手胀，食后胃不适，大便两日一行，球状，口糜，咽干疼，咳吐黄痰，未服药，血压一般 135/90mmHg；苔白，脉细。

辨六经为厥阴病，辨方证为甘草泻心加术桔汤证：

| 炙甘草 12g | 黄芩 6g | 黄连 3g | 姜半夏 15g |
| 党参 10g | 生白术 60g | 干姜 6g | 桔梗 10g |

自加大枣 4 枚，7 剂。

按： 三诊患者口糜，咽干痛，吐黄痰，表现为上热；食后胃不适，大便两日一行，球状，是下虚寒的阳微结之大便干，属于上热下寒之厥阴病，方证选甘草泻心加术桔汤，加大剂生白术温中健胃生津通便，加桔梗利咽排痰。

四诊 2023 年 6 月 21 日：口糜已，大便欠畅，尿黄，咳已，痰已，咽干已而口干，胃疼已，仍不适，早晚手胀，月经量增多，不服药血压是 130/90mmHg；苔白，脉细。

辨六经为太阴病，辨方证为茯苓饮合赤豆当归散加半夏灵脂汤证：

姜半夏 30g	党参 10g	陈皮 30g	枳实 10g
茯苓 12g	生白术 60g	炒五灵脂 10g（包）	赤小豆 15g
当归 10g			

自加生姜 3 片，7 剂。

按： 四诊患者诸症好转，血压正常，仅余胃部不适，大便欠畅，早晚有手胀的表现，以胃肠道不适表现为主，手胀提示夹饮。辨六经为太阴病夹饮，辨方证为茯苓饮合赤豆当归散加半夏灵脂汤证，温中健胃祛饮，活血化瘀利湿。

患者说："冯老，我 20 年的高血压都被您治好了，您太厉害了，月经量也多了，真是意外的惊喜。"

【临证体会】

总有师兄学姐会问老师怎么治疗高血压，怎么治疗糖尿病，老师总是语重心长地说："你看他当时的症状啊。我们中医治病不是以西医的病名来治疗的，而是以身体的症状来治疗的。"

该患者有 20 年的高血压病史，老师两诊之后，患者血压就逐渐降至正常水平了，停用降压药，且控制平稳。患者主要症状是晕厥、短气，外邪里饮，一诊真武汤加桂枝，二诊苓桂术甘合茯苓饮加半夏去枳实汤，老师谨守病机，依据症状反应，治以温中利饮兼解表降冲逆，寥寥数味，效如桴鼓。

笔者跟诊冯老学习，临证中依据症状反应辨证施治，临床也常遇到不以降压为目的而血压得控的病例。如一位 40 岁的男患者，鼻炎病史久，常鼻塞、流涕，无汗恶寒，夜间张口呼吸，口干烦躁，眠差，予大青龙汤减麻黄加半夏桔梗苡仁白术汤，治以解表利饮。患者复诊时诉，鼻炎已，睡眠可，之前收缩压 180mmHg，降压药都不容易控制，现在收缩压 120 mmHg，原本求治鼻炎，现在高血压也好了。

事实上，高血压是身体某个重要部位缺血或缺氧的重要代偿机制。中国工程院院士俞梦孙教授认为"高血压是某些重要部位的缺血缺氧"，机体为了维持脏器正常的供应量就得提升压力。全身重要器官如心、脑、肾等都是心脏直接单向供血的器官。人体是个非常精密的仪器，具有强大的自我调控能力，如果上述重要器官中的任何一个因病理因素而缺血缺氧，机体则误以为心血管系统动力不足，从而加大泵血力度及血管张力，最终导致人体血压升高。如果不从导致血压升高的本源上去改善机体重要部位的缺血缺氧，而仅仅只是口服降压药物控制血压，那无异于鸵鸟把头埋进沙子，逃避探寻现象背后的本质。

那为什么中医经方可以治疗高血压，并能良好地控制血压呢？

存津液是《伤寒论》的重要思想，整本《伤寒论》的辨证施治是气血津液在正邪交争中的进退，六经八纲方证的思辨就是围绕疾病背后病机：津液盛衰、输布和循行异常。疾病背后必定存在津液盛衰、输布和循行异常，如果是机体重要脏器的津液输布和循行异常，也就是身体重要部位有缺血或缺氧，继而机体代偿机制启动，血压增高。

胡希恕先生以"八纲释六经"，揭开经方医学思维大道至简的面纱，临床辨证，病位只有三个——"表、里、半表半里"，病性只有两个——"阴、阳"，再根据症状反应特点的"寒热虚实"，以及"三毒"的有无，适应整体选方用药。这种辨证施治的精神其实就是解析疾病背后的病机"津液盛衰、输布和循行异常"，治病求于病机，病理因素祛除，气血津液畅通无阻，故而症状反应也就消失（血压高也是症状，是他觉症状）。

本案中，患者表里合病，津虚饮停，势必存在机体重要部位缺血缺氧（津液不足），20年的高血压不得控，老师以经方思维治之，改善津液代谢，祛除病理产物，解除机体重要部位缺血缺氧，20年的高血压迎刃而解，平淡之中见神奇。

经方医学是思辨之学，其背后是博大精深的唯物辩证观，并非网上所言"中医让你糊糊涂涂地活着"。

（整理：杨雅阁，于洋）

八、糖尿病冠心病案

某男，62 岁。

初诊 2023 年 2 月 14 日：糖尿病 6 年，冠心病病史，1 个月前在深圳突发急性前壁 ST 段抬高型心肌梗死。近症：大便秘结，3～4 日一行，服麻仁润肠丸效不佳，口干，腹胀，易汗出，小便少，夜尿 1～2 次，眠差；苔白腻舌尖向右，脉沉弦细，尺弦滑。

辨六经太阳阳明太阴合病，辨方证为桂甘龙牡合茯苓饮去茯苓加半夏柏子仁汤证：

桂枝 10g	炙甘草 6g	生龙骨 15g	生牡蛎 15g
姜半夏 30g	党参 10g	枳实 10g	陈皮 30g
生白术 60g	柏子仁 30g		

自加生姜 3 片，7 剂。

二诊 2023 年 3 月 7 日：上方服药后，腹胀已，便秘已，大便日 1 行，口干轻，汗出减，眠可，小便可，近皮痒起疹，搔挠去痒；苔白腻脉细。

辨六经太阳阳明太阴合病，辨方证为桂甘龙牡合茯苓饮合赤豆当归散去茯苓加半夏柏子仁汤证：

上方加赤小豆 15g、当归 10g，7 剂。

【临证体会】

患者糖尿病、冠心病，1 月前突发急性前壁 ST 段抬高型心肌梗死。

患者大便秘结，非阳明病之大便难。麻仁润肠丸即麻子仁丸，为小承气汤加润燥的麻仁、芍药、杏仁等药，治在阳明，虚人里有积滞而属里实热者可适证服用，患者服麻仁润肠丸不效，故非里热津亏之大便难。患者虽腹胀便秘，但无谵语潮热、绕脐痛等，亦非热结实于里之大便难。

综合分析：腹胀、便秘、夜尿 1～2 次，苔白腻，尺弦滑，当为太阴里虚寒气滞饮停，患者便秘当为太阴里虚寒停饮之便秘；易汗出、口干为表虚里热；小便少、脉沉弦细，为津亏血虚，心神失养而眠差；舌尖向右，为津虚失养或瘀血阻络。整体辨证考虑为表虚里热津虚并胃虚寒气滞饮停，六经辨证为太阳阳明太阴合病，老师处方桂甘龙牡汤合茯苓饮去茯苓加半夏柏子仁汤。

桂甘龙牡汤证属太阳阳明合病，为表虚不固，阳明里热逼津外出，桂枝甘草以解外，龙骨牡蛎敛汗清热，敛津液而除烦。茯苓饮证属太阴病，为胃虚寒气滞饮停，橘枳姜汤行气化痰消胀，人参健胃除痞，茯苓白术利水祛饮，胡希恕先生及冯老多以茯苓饮加半夏，以强化温中降逆化饮之力，全方共奏健胃利饮、行气降逆之功。

患者津虚，老师用白术而不用茯苓，因大剂生白术更利于温中健胃，生津通便，加柏子仁，配合大剂生白术养血生津，以安神助眠并润肠通便。

糖尿病冠心病案

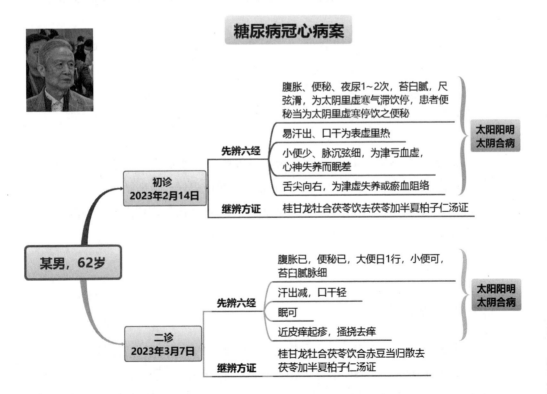

某男，62岁

初诊 2023年2月14日

先辨六经
- 腹胀、便秘、夜尿1～2次，苔白腻，尺弦滑，为太阴里虚寒气滞饮停，患者便秘当为太阴里虚寒停饮之便秘
- 易汗出、口干为表虚里热
- 小便少、脉沉弦细，为津亏血虚，心神失养而眠差
- 舌尖向右，为津虚失养或瘀血阻络

→ 太阳阳明太阴合病

继辨方证：桂甘龙牡合茯苓饮去茯苓加半夏柏子仁汤证

二诊 2023年3月7日

先辨六经
- 腹胀已，便秘已，大便日1行，小便可，苔白腻脉细
- 汗出减，口干轻
- 眠可
- 近皮痒起疹，搔挠去痒

→ 太阳阳明太阴合病

继辨方证：桂甘龙牡合茯苓饮合赤豆当归散去茯苓加半夏柏子仁汤证

（整理：杨雅阁，喻刚，杨滔）

九、慢性鼻炎身痒案

某男，43岁。

初诊 2023 年 5 月 2 日：流清涕 3 年，易感冒，早起鼻塞，头疼眼胀，汗出多，身痒，会阴疼，后背凉，盗汗，饮水后胃中水响，左臀至足外侧疼，大便日二三行；苔白，脉细弦数。

辨六经为太阳阳明太阴合病，辨方证为桂枝二越婢一加桔术苡败汤证：

麻黄 10g	桂枝 10g	白芍 10g	炙甘草 6g
杏仁 10g	桔梗 10g	生薏苡仁 30g	败酱草 18g
苍术 18g	生石膏 45g		

自加生姜 3 片、大枣 4 枚，7 剂。

按：初诊患者流清涕，身痒，后背凉，易感冒，头疼眼胀，左臀至足外侧疼，尤其头疼眼胀，属于表实太阳证；汗出多，盗汗，有里热，属于阳明证；胃中响，大便日二三行，在胃肠之里，属于太阴证。辨六经为太阳阳明太阴合病，身痒为湿在表，取桂枝二越婢一汤，小发汗法，加桔梗通窍排痰，薏苡仁、败酱草、生石膏清热利湿治在阳明；加苍术健胃祛湿治在太阴。

二诊 2023 年 5 月 16 日：流鼻涕已，但左鼻孔堵，头疼已，眼胀已，身痒大减，会阴痒明显，盗汗已，有遗精，大便日 2 行，胃中水响减，手心汗出，早起口苦；苔黄，脉沉细弦。

辨六经为太阳阳明太阴合病，辨方证为桂枝加龙骨牡蛎加荆防桔苡败肤汤证：

桂枝 10g	白芍 10g	炙甘草 6g	生龙骨 15g

生牡蛎 15g　　　荆芥 10g　　　防风 10g　　　桔梗 10g

生薏苡仁 30g　　败酱草 18g　　地肤子 12g

自加生姜 3 片、大枣 4 枚，7 剂。

按：二诊患者左鼻孔堵，身痒大减，会阴痒，表证未全解；手心汗出，晨起口苦，有里热属阳明证；大便日 2 行，胃中水响减，仍有太阴证；辨六经为太阳阳明太阴合病，身痒轻，左鼻孔堵，会阴痒，表证仍在，用桂枝汤解表，加荆芥防风地肤子解表止痒利湿。盗汗少，手心汗出，阳明里热已经不重，用生龙牡代替生石膏，清热敛汗即可。

【临证体会】

患者复诊时非常满意，叙述自己病情复杂，从前治疗效果时好时坏，旧的症状好转，新的症状又起，很是麻烦，现在吃了冯老开的几剂药就全身症状大减。之所以快速取得疗效，还是得益于老师多年的临床实践，依据症状反应辨证，表不解造成的需要解表，然而六经定了，方证会随症状的不同而有所区别。

诊余老师谈道：同样是太阳阳明太阴合病，但是症状不一样，所辨方证也不同。同样是表证，有痒的，有不痒的，有出汗的，有不出汗的。治鼻塞，荆芥、防风就不如麻黄了。经方重视表证，你看这表证，三年了，时间也够长的了，可是症状表现还是在表，有表就得解表。

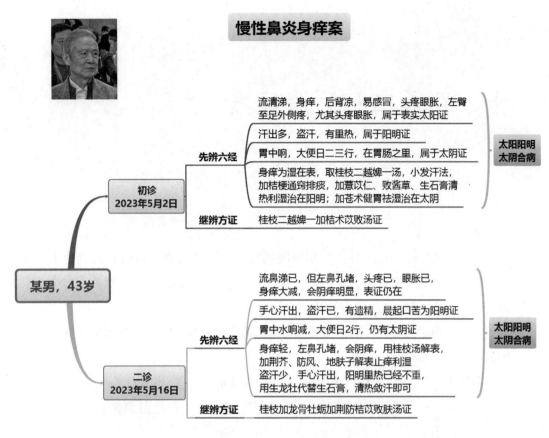

慢性鼻炎身痒案

某男，43岁

初诊
2023年5月2日

先辨六经
- 流清涕，身痒，后背凉，易感冒，头疼眼胀，左臀至足外侧疼，尤其头疼眼胀，属于表实太阳证
- 汗出多，盗汗，有里热，属于阳明证
- 胃中响，大便日二三行，在胃肠之里，属于太阴证
- 身痒为湿在表，取桂枝二越婢一汤，小发汗法，加桔梗通窍排痰，加薏苡仁、败酱草、生石膏清热利湿治在阳明；加苍术健胃祛湿治在太阴

继辨方证
- 桂枝二越婢一加桔术苡败汤证

太阳阳明太阴合病

二诊
2023年5月16日

先辨六经
- 流鼻涕已，但左鼻孔堵，头疼已，眼胀已，身痒大减，会阴痒明显，表证仍在
- 手心汗出，盗汗已，有遗精，晨起口苦为阳明证
- 胃中水响减，大便日2行，仍有太阴证
- 身痒轻，左鼻孔堵，会阴痒，用桂枝汤解表，加荆芥、防风、地肤子解表止痒利湿盗汗少，手心汗出，阳明里热已经不重，用生龙牡代替生石膏，清热敛汗即可

继辨方证
- 桂枝加龙骨牡蛎加荆防桔苡败肤汤证

太阳阳明太阴合病

（整理：于洋，喻刚，杨雅阁，杨滔）

十、新冠白肺后遗症案

某女，89岁。

初诊2023年3月18日：去年年底新冠病毒感染出现"白肺"后右胁下痛，大便干如球，日一行，喉中有痰鸣，头微摇动，咳白痰，右眼流泪，口中和；苔白中厚，脉细弦。

辨六经为少阳太阴合病，辨方证为四逆散合半夏厚朴去苏子加术菊桔麻仁汤证：

柴胡 12g	枳实 10g	白芍 10g	炙甘草 6g
姜半夏 30g	厚朴 10g	茯苓 15g	生白术 60g
火麻仁 10g	菊花 10g	桔梗 10g	

自加生姜3片，7剂。

二诊2023年4月8日：上方服药后，晚上痰鸣，咳不多，痰不易咳出，右胁下疼不明显，重按有痛感，眼屎多，口不干，大便如球已，但欠畅成条；苔白，脉弦细。

辨六经为太阴阳明合病，辨方证为半夏厚朴加术菊桔草蒡麻仁汤证：

姜半夏 30g	厚朴 10g	茯苓 12g	苏子 10g
桔梗 10g	炙甘草 6g	牛蒡子 10g	火麻仁 10g
菊花 10g	生白术 60g		

自加生姜3片，7剂。

三诊2023年4月29日：右胁痛已，眼屎不明显，口中和，大便欠畅，喉中有痰，夜尿 1 ～ 2 次，苔白脉细弦。

辨六经为太阴病，辨方证为半夏厚朴汤合茯苓饮去参加炮姜麻仁甘草汤证：

姜半夏 30g	厚朴 10g	茯苓 12g	苏子 10g
生白术 60g	炮姜 15g	火麻仁 10g	炙甘草 6g
陈皮 30g	枳实 10g		

自加生姜 3 片，7 剂。

【老师答疑解惑】

问： 老师，四逆散证与小柴胡汤证、大柴胡汤证的鉴别要点是什么呢？

答： 四逆散，《伤寒论》第 318 条就那么一条，"少阴病四逆"，下面或然症很难说了，因为这段条文没给我们提示症状，只能从方子的组成上来分析，四逆散是半表半里的药。少阳病的药，多为界于大柴胡汤和小柴胡汤之间的方药。实际上临床上见四逆的不多，而见手心热的多，为什么？半表半里的热郁积于胸中，阳气不达于四肢，所以会手足凉，因为上热，也出现手足心热，热的时候多，郁得厉害见四逆，更多见的是手心热，而这不是主要的，主要是半表半里的阳证，但症状不多见。小柴胡汤有心下痞硬满用人参，大柴胡汤有心下痞硬满合并阳明里实热，而四逆散没有这些，胃虚不厉害，胃实也不厉害。四逆散胸胁苦满常见，胸胁痛就用它，没有胃虚也没有胃实，用它行。胃虚呢？用小柴胡汤；胃实呢？用大柴胡汤。

问： 四逆散的口苦，是否可有可无？

答： 可以，小柴胡汤也不一定有口苦，它是个提纲，有上热就可以，表现在半表半里，口苦、咽干都可以，但是四逆散证胃一般不硬满，如果虚的硬满用人参，实的硬满就用大黄了，这些道理很简单。这个病，与表入于里或半表半里，血弱气尽腠理开，结于胁下，情况不一样。六经证是一样的，但是具体的症状不一样，所以方证不一样，六经少阳，但是少阳合并阳明的时候，那就大柴胡汤，里虚得厉害，那就小柴胡汤了。四逆散就是没有胃虚，也没有胃实，胸疼得厉害。慢性病合方，有胸胁苦满，有血虚水盛，四逆散合当归芍药散很多见的。如果不知道四逆散，知道大柴胡汤、小柴胡汤也行，为什么？小柴胡汤把人参去掉，加枳实，那就像四逆散，加大黄，那就像大柴胡汤了，依据症状反应考虑病位在少阳半表半里，但是有实证，有虚证，那就该用什么药就加什么药了，实际上就是加减用药。

问：老师，阳微结的大便干，一般用生白术温中健胃、生津通便。那生白术与火麻仁在通便方面您有何经验？

答：这里头有时候说，都是一样大便硬，有时用巴豆，寒实厉害还得用巴豆。生白术与火麻仁，都是补，津液虚，生白术有的30g就行了，有的用60g都不行，有的加到100g、120g。我们加火麻仁也是补的，火麻仁不光是通便，炙甘草汤的火麻仁不是通便的，有些人根本不理解。火麻仁就是补的，补虚的，《神农本草经》记载其"补中益气"，火麻仁温中生津液润燥，是这么个补法，不光是通便的。有些人不理解炙甘草汤中火麻仁的作用，其实它是个补药，不是泻药，当泻药用是不对的。有人说大便稀，你怎么还用麻仁啊，因为它补中益气呀！巴马有一个习惯，喝麻仁粥，因为有滋补的作用，麻仁富含油脂挺香的。

问：老师，火麻仁是补的，温中生津润燥，应归为太阴吗？

答：是的，可以归太阴，麻子仁丸证属阳明病证，有似小承气。

【临证体会】

此患者家住石家庄，系新冠重症现"白肺"患者，当时笔者远程接诊救治。患者居家服用经方治疗，应用真武汤、苓甘五味姜辛汤、桂甘龙牡汤、葶苈大枣泻肺汤合方，肺部感染得以控制，但后仍有便干如球等症，故建议其至京求诊老师。

患者初诊胁下痛，脉细弦，病位在半表半里，病性属阳；便干如球，喉中痰鸣，咳白痰，苔白中厚，为太阴病夹饮，口中和，无阳明证，整体辨证为少阳郁热兼太阴里虚寒夹饮，老师处方为四逆散合半夏厚朴去苏子加术菊桔麻仁汤。

　　肢体的震颤和孔窍的病证，或为半表半里郁热，或为水饮为患，老师多从少阳和太阴论治。患者虽然大便干如球，但口中和，非阳明胃家实的便干，实为太阴病的里寒津虚所致，故加入大剂生白术健胃生津通便，火麻仁补虚润肠通便。另加入桔梗利咽祛痰，菊花清利头目。

　　二诊，少阳证已，而以咳痰、大便欠畅为主，另有眼屎多，老师上方去四逆散，另加牛蒡子与桔梗配伍利咽祛痰，菊花与牛蒡子配伍清上热。

　　三诊仍喉中有痰，大便不畅，有夜尿，故加炮姜，合橘枳姜汤，有理中汤和茯苓饮之意，意在加强温中健胃祛饮之功效。

（整理：杨雅阁，喻刚，于洋）

十一、新冠感染后焦虑症案

某女，39岁。

初诊2023年4月20日：原有焦虑4年，新冠后焦虑症加重。近症：恐惧害怕到人多的地方，手抖，睡觉时肚皮抖，身震颤，盗汗，自汗，疑神疑鬼，身动沉重，头晕头疼，走路困难，腿抬不起，肠鸣，起床则咳，鼻流清涕，皮肤痒，着急口干，大便日一行，食凉则泻，夜尿一行，耳鸣；苔白，脉细弦。

辨六经为太阳阳明太阴合病，辨方证为桂枝加桂加荆防白苋败桔夏苓术汤证：

桂枝18g	白芍10g	炙甘草6g	荆芥10g
防风10g	白蒺藜18g	生薏苡仁30g	败酱草18g
姜半夏30g	桔梗10g	苍术15g	茯苓15g

自加生姜3片、大枣4枚，7剂。

二诊2023年5月2日：早起流涕减，皮肤痒减，股外侧木，耳鸣减，遇热活动汗出多，恶风，盗汗少，喉中痰苦；苔白，脉细弦。

辨六经为太阳太阴合病，辨方证为桂枝合半夏厚朴加桔白杏术汤证：

桂枝10g	白芍10g	炙甘草6g	姜半夏30g
厚朴10g	茯苓15g	苏子10g	桔梗10g
白蒺藜15g	杏仁10g	苍术10g	

自加生姜3片、大枣4枚，7剂。

三诊2023年5月6日：身痒轻微，汗出不明显（但昨天盗汗），耳鸣已，走路抖，站立欠稳，有下跪感，口中和，右上肢水烫伤；苔白，脉细。

辨六经为太阳阳明太阴合病，辨方证为桂枝加龙骨牡蛎加夏苓术豆归苡败汤证：

桂枝 15g	炙甘草 6g	白芍 18g	生龙骨 15g
生牡蛎 15g	姜半夏 15g	茯苓 15g	苍术 15g
赤小豆 15g	当归 10g	生薏苡仁 30g	败酱草 30g

自加生姜 3 片、大枣 4 枚，7 剂。

【老师答疑解惑】

问：老师，初诊用桂枝加桂汤加荆芥、防风、白蒺藜为主，二诊身痒减轻，荆防就去掉了，首诊的话，是因为有身痒，考虑以表证为主吗？

答：皮肤痒，表证明显，她是比较明显的痒，根据《伤寒论》第 23 条讲的那些症状，像疟疾一样，寒热往来，症状明显，身痒的时候是在表，应小发汗。

问：这次三诊，还有轻微身痒，有表证，这次用生龙牡，是给她重镇安神吗？

答：不是安神，她有里热，用生龙牡清里热，表里合病，表证轻了，还出汗，有盗汗，昨天有盗汗，里热相对明显，故用生龙牡清里热敛津液。

问：老师，她之前也有盗汗，为啥不用生龙牡？

答：对，也有，但以表证为主，用的清热药比较少，这次表证轻了，热相对明显了，用生龙牡。

【辨证分析及体会】

患者头疼，鼻流清涕，皮肤痒，辨病位在表，表虚不固故自汗出；着急口干，盗汗，为阳明里热，里热逼津液外泄；肠鸣、食凉则泻，病在太阴；身动沉重，走路困难，腿抬不起，咳嗽，耳鸣，夜尿 1 次，苔白，为痰饮之毒；恐惧害怕，手抖，肚皮抖，疑神疑鬼，头晕，耳鸣，为表不解，水气上冲所致，为"气从少腹上冲心"的表现；起床则咳，考虑为气上冲，咽喉不利。整体辨证考虑为表邪里虚寒夹饮，痰饮化热，水气上冲，辨六经为太阳阳明太阴合病夹饮，其中以太阳和痰饮为主，阳明其次，太阴有，但不重。

老师首诊先从"惊恐"和"身痒"入手，处方为桂枝加桂加荆防白苡败桔夏苓术汤，身痒多为表证，老师临床多以桂枝加荆防汤加白蒺藜，仿桂枝麻黄各半汤之意，微发汗解表止痒，增加桂枝量，降冲逆治气上冲惊恐，缓解精神症状；半夏苓术，化痰饮降逆；生薏苡仁、败酱草，清热利湿、排体表疹毒；桔梗利咽喉止咳。

首诊解表清热利湿，二诊表证减，但苦于喉中有痰，故转为解表化痰，处以桂枝合半夏厚朴加桔白杏术汤；三诊表邪轻微，但里热又盛，且痰饮犹在，老师处以桂枝加龙骨牡蛎加夏苓术豆归苡败汤，其中生龙牡强壮清热敛津液，患者右上肢水烫伤，局部水疱脱皮，用赤小豆、当归配合芍药养血利湿，促进烫伤皮损愈合。

患者三诊皆有里热盗汗，老师在首诊、二诊集中解决表证的问题，待表证减之后，盗汗从次要矛盾上升为主要矛盾时，再用生龙牡强壮清热敛津液，此辨证施治中矛盾法则的运用值得我们学习。

该案为惊恐症，根据胡希恕先生及冯老的解读：所谓惊恐，并非指外来的可惊可恐的刺激，而是指自身的发惊发恐的神心症。治惊恐之自主神经症怎么还发汗解表呢？中医经方治病是根据刻下的症状反应，表证厉害，营卫不和，汗出上虚，因致气上冲逆，惊恐是由于表不解并夹水气上冲逆所致，就需要解表利水气。

（整理：杨雅阁，于洋，喻刚）

十二、面部痤疮案

某男，27 岁。

初诊 2023 年 4 月 19 日：两年来胸背起疱疹，面痤，长期大便干，日一行，有时口干，纳可，挑食，发白多；苔白，脉细。

辨六经为阳明太阴合病，辨方证为薏苡附子败酱散合赤豆当归散加术地汤证：

生薏苡仁 30g	败酱草 30g	生地炭 15g	生白术 30g
白附片 10g	赤小豆 15g	当归 10g	

7 剂。

按： 患者面部、背部的疱疹颜色暗红，时有口干，故判定有阳明里热；此大便干非胃家实，结合挑食，发白多，苔白，脉细，诊断为太阴里虚寒的便干。故辨六经为阳明太阴合病，老师处方为薏苡附子败酱散合赤豆当归散加术地汤。

二诊 2023 年 5 月 17 日：疱疹及面痤皆显减，大便如常，仍纳差；苔白，脉细。

辨六经为阳明太阴合病，辨方证为薏苡附子败酱散合赤豆当归散加术地橘汤证：

上方加陈皮 30g，7 剂。

按： 二诊患者疱疹及面痤减，方证相应，治疗有效，仍纳差，加陈皮健脾和胃、行气化痰。

【老师答疑解惑】

问：薏苡附子败酱散，书上说是阳明太阴合病，寒热错杂，能不能归厥阴病？

答：薏苡附子败酱散，薏苡仁、败酱草清热祛瘀排脓消肿，稍加附子以起振奋作用，而利于痈脓排出。这个脓痈的排出，大概都搁一些振奋的药，这个证虚，不足以排脓，用一种强壮亢奋药辅助其他药，使其达到排脓的目的。薏苡附子败酱散主要在于排脓，主要还是里位的湿热瘀，以阳明为主，稍加附子以振奋鼓舞正气，故归位阳明太阴合病。薏苡附子败酱散没有厥阴病提纲证的症状反应，故不归为厥阴病。

【临证体会】

薏苡附子败酱散和赤小豆当归散是冯老治疗皮肤病常用的方剂，一个是阳明太阴合病，另一个是太阴病，都是里证用方。由此可知，皮肤病虽病灶在表，但六经辨证病位未必在表。

薏苡附子败酱散，是治疗瘀血痈脓而呈现寒热错杂证者，方中薏苡仁利湿排脓，败酱草祛瘀排脓，附子在本方中不是为陷于阴证而用，而是为稍加振奋以利排脓。胡希恕先生根据薏苡附子败酱散的适应证有"其身甲错"，常用其治疗皮炎、痂癞等皮肤病，用之多验。本方可用于在肠胃之里的痈脓，也可用于在皮肤之外的痈脓。胡希恕先生认为，中医辨证之表、里、半表半里，不是指病灶所在，而是指疾病所反映证的病位所在。

赤小豆当归散温中养血利湿排脓，有与附子强壮人体功能类似的作用，更利于疮痈的好转。另外处方中加生地炭及生白术，生地炭取其清热凉血的功效，老师在辨证为血热的皮肤病患者中多用，而生白术温中健胃、生津通便，老师在阳微结的大便干患者中多用。

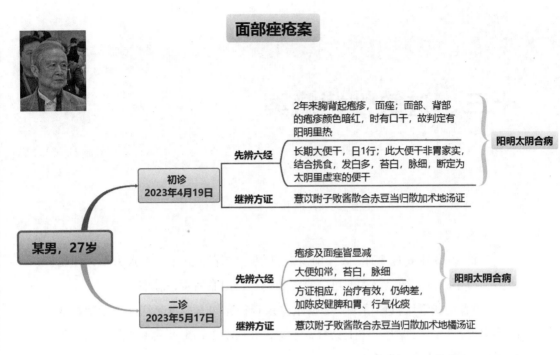

面部痤疮案

某男，27岁

初诊
2023年4月19日

先辨六经
- 2年来胸背起疱疹，面痤；面部、背部的疱疹颜色暗红，时有口干，故判定有阳明里热
- 长期大便干，日1行；此大便干非胃家实，结合挑食，发白多，苔白，脉细，断定为太阴里虚寒的便干

阳明太阴合病

继辨方证
薏苡附子败酱散合赤豆当归散加术地汤证

二诊
2023年5月17日

先辨六经
- 疱疹及面痤皆显减
- 大便如常，苔白，脉细
- 方证相应，治疗有效，仍纳差，加陈皮健脾和胃、行气化痰

阳明太阴合病

继辨方证
薏苡附子败酱散合赤豆当归散加术地橘汤证

（整理：杨雅阁，喻刚，龚升乾，杨滔）

十三、过敏性紫癜案

某男，24岁。

初诊 2023 年 6 月 6 日：2 年前身起红点，洗澡后明显，头胀头晕，汗出不多，口干思饮，纳差，大便可，有时鼻塞；苔白右后剥，脉细弦。

（患者皮肤紫癜具体情况，根据跟诊录音补充如下：身起红点，运动及洗澡后出现，身上、脸上、腿上会有，不痒，汗出不多，出汗后见风起红点，不恶风，紧张激动后也会长）

辨六经为太阳少阳阳明太阴合病，辨方证为四逆散合当归芍药散合桂枝茯苓丸去泽泻加苡豆白汤证：

柴胡 12g	枳实 10g	白芍 10g	炙甘草 6g
桃仁 10g	当归 10g	川芎 6g	茯苓 12g
牡丹皮 10g	苍术 10g	生薏苡仁 30g	白蒺藜 15g
赤小豆 15g	桂枝 10g		

7 剂。

按：四逆散治在半表半里，当归芍药散合桂枝茯苓丸养血利水祛瘀，合赤豆当归散加薏苡仁养血祛湿，桂枝、白蒺藜解表。

二诊 2023 年 6 月 20 日：鼻塞减，紫癜变小，口干，汗出，盗汗；苔白腻，脉细弦数。

（根据跟诊现场及录音，症状反应补充如下：紫癜减，食后腹胀，易惊醒，汗出不多，盗汗，小便正常，偏黄。患者做检查诊断为过敏性紫癜性肾炎）

辨六经为太阳少阳阳明太阴合病，辨方证为柴胡加龙骨牡蛎去铅丹大黄加丹茜豆归汤证：

柴胡 12g	黄芩 10g	姜半夏 15g	党参 10g
炙甘草 6g	桂枝 10g	茯苓 15g	生龙骨 15g
生牡蛎 15g	牡丹皮 10g	茜草 10g	赤小豆 15g
当归 10g			

自加生姜 3 片、大枣 4 枚，7 剂。

按：结合患者二诊症状反应变化，可知在原有症状基础上出现盗汗及胃虚的症状。老师辨方证为柴胡加龙骨牡蛎去铅丹大黄加丹茜豆归汤证，治以和解半表半里、解表利饮清热、养血祛湿、凉血祛瘀，加牡丹皮茜草凉血活血。

三诊2023 年7 月4 日：紫癜轻，鼻塞轻微，盗汗已，进食即泄，少腹硬满，大便日三行，口干；苔白，脉细。

（根据跟诊现场及录音，症状反应补充如下：食后胃胀，进食即泄，怕冷）

辨六经为太阳少阳太阴合病，辨方证为四逆散合苓桂术甘加炮姜焦三仙汤证：

桂枝 10g	茯苓 12g	苍术 10g	炙甘草 6g
炮姜 10g	柴胡 12g	白芍 10g	枳实 10g
焦三仙各 10g			

7 剂。

【老师答疑解惑】

问：老师，您给我们讲讲这个患者，初诊辨证，我们看得不太明白。

答：这个患者症状反应不典型，他有头晕、头胀、口干，这是半表半里明显；鼻塞是表了，有出血牵扯到血分了，病得时间长了，血虚血瘀属于太阴了。

问：老师，三诊为什么用苓桂术甘汤？

答：鼻塞有表啊，少腹胀满，食后胃胀、腹泻这是太阴有饮了，原来有盗汗，现在没有了，这个口干为外邪里饮化热，而属少阳了。

【临证体会】

过敏性紫癜为西医学难治性疾病，属于自身免疫性疾病的范畴，为临床常见的微血管变态反应性出血性疾病，以皮肤紫癜为主要症状，同时还可表现为关节肿痛、腹痛、血便、血尿等症状，容易复发。本病西医学常用治疗用药为抗过敏药物、降低血管通透性药物、糖皮质激素、免疫抑制剂等，潜在的不良反应不容忽视，且治疗后容易复发。

很多患者面对过敏性紫癜这种内科难治病性疾病进退两难时，中医经方医学为其打开了另一扇门。

跟诊冯世纶老师期间，每当我们有看不明白的，老师总是耐心解答，析条文，举实例。讲到此案，老师回忆说："当年胡老那个治疗紫癜的医案，《中国百年百名中医临床家·胡希恕》治疗血证经验的例6，我给整理的，颐和园游泳发现紫癜的，跟这个差不多。"写到此处，笔者心中感慨万千，老师讲的胡老医案发生在二十世纪五六十年代，如今已是2023年夏月，二十一世纪二十年代，我们整理冯老治疗紫癜的医案，这是梦幻的联动，呈现出两代名老中医在经方传承上的美好画面。"经方医学"是几代人甚至几十代人诊疗历史的循证结果。

冯世纶老师说："看胡老的笔记三十年的变化，1982年讲课时，《伤寒论》第147条、148条，还是小柴胡汤，胡老1983年病了，看笔记上写的不是小柴胡汤了，是柴胡桂枝干姜汤了。胡老笔记修改最明显的变化，还有147条的'伤寒五六日，为病传少阳时'改为'伤寒五六日，为病传为半表半里之时'，这中医的经验啊，一辈子总结出这一变化，不容易啊！"

一朝沐杏雨，一生念师恩。冯世纶老师继承胡希恕先生遗志，传承胡希恕先生的学术思想，几十年如一日，上午临床带教，下午笔耕不辍。看老师太过劳累，有时我们会劝老师："老师别盯着电脑了，休息会儿。"老师却说："我盯着电脑就是休息，好多东西还是看不清啊。"每当老师参加学术会议也都非常开心，烈日炎炎阻挡不住老师的步伐，映射出老师传承经方的一片赤诚之心，老师身体力行"始终理会"读懂《伤寒论》。

得遇良师，春风化雨，三生有幸。冯世纶老师在面对患者时，更是把医者仁心体现得淋漓尽致："见彼苦恼，若己有之，深心凄怆，勿避险巇、昼夜、寒暑、饥渴、疲劳，一心赴救，无作功夫形迹之心。"老师做到了，每每患者无助、迷茫、痛苦，老师总是第一时间安慰："是呀，你生病了嘛，吃药会好的。"有些女患者，总是容易和爱人生气，老师甚至还会化身"婚姻导师"开导患者："理解自己的爱人，婚姻不易，两个人相扶到老更不容易。找一找两个人共同的爱好，对不对，别老生气。"有的男患者陪自己爱人看病，老师会说："你爱人处在更年期，作为男士，你要多让着她，有些人就是症状明显，有些人就是不明显，带她旅旅游散散心，都会有帮助。"老师的话处处透着生活处事的智慧，做人的道理。

老师的门诊，小到感冒咳嗽，大到癌症晚期，他从不推诿，每每给患者带来希望，带来曙光，一心为患者着想。

我们学到的不只是老师用经方治疗疾病，我们更看到了老师的大医精诚。

此文记录胡希恕先生运用经方治疗紫癜；冯老传播胡希恕先生思想，用经方理论治疗紫癜；我们这一代也将努力学习胡希恕经方医学理论体系治疗紫癜，立志传承中医，弘扬国粹，做一代经方传人！

（整理：于洋，杨雅阁）

十四、糖尿病足案

糖尿病足是糖尿病（diabetes mellitus，DM）的严重慢性并发症之一，具有较高的致残率和致死率，是目前引起截肢的首要原因，治疗费用高，治疗周期长，严重影响患者的生活质量和生命质量。经方医学具有简便效廉的优势，在重大疾病的中西医协同治疗中，经方医学别具魅力。跟诊冯世纶老师学习，在老师的医案中寻找糖尿病足中医经方辨治的经验，并在临床中观察应用思考总结，造福患者，促进经方医学的传承创新发展。

老师的一则糖尿病足医案记录如下：

某男，39岁。

初诊 2023 年 2 月 3 日：DM 足，右足肿皮肤黑，清创术后，近血糖控制可，眠差，皮肤痒，口中和，汗出不多，食少，大便 2～3 日一行，先干后溏；苔白腻舌暗，脉细。

辨六经为太阳太阴合病，辨方证为桂枝合防己黄芪加荆防白豆归苡汤证：

生黄芪 18g	桂枝 10g	白芍 10g	炙甘草 6g
荆芥 10g	防风 10g	白蒺藜 18g	生薏苡仁 30g
赤小豆 15g	当归 10g	防己 10g	生白术 18g

自加生姜 3 片、大枣 4 枚，7 剂。

按： 糖尿病足清创术后，皮肤痒，考虑表虚不固，水湿停滞，水湿在表则身痒足肿；食少、眠差，考虑为胃虚水饮不化；大便 2～3 日一行，先干后溏，苔白腻舌暗，脉细，考虑津液不足，水湿内停所致。辨六经为太阳太阴合病，治以解表祛湿止痒，益气固表生肌，处方为桂枝合防己黄芪加荆防白豆归苡汤。

二诊2023年2月10日：右足肿稍减，眠好转，大便干好转，2～3日一行，口中和，皮肤痒轻；苔白，脉细。

辨六经为太阳太阴合病，辨方证为桂枝合防己黄芪加鲜防白豆归苡术汤证：

上方去荆芥，加白鲜皮15g，增生白术30g，7剂。

按：上方有效，方证相应，仍有肤痒、便干，去荆芥加白鲜皮利湿止痒，增生白术温中健胃生津通便。

三诊2023年2月20日：右足肿减，皮肤黑好转，大便2日一行，不干，口干，晚上明显，湿疹痒仍明显，近两天汗出较多，恶风不明显；苔白，脉细弦。

辨六经为太阳阳明太阴合病，辨方证为防己茯苓加荆防苡败豆归术姜枣汤证：

生黄芪18g	桂枝10g	茯苓15g	防己10g
炙甘草6g	荆芥10g	防风10g	生薏苡仁30g
败酱草30g	赤小豆15g	当归10g	生白术50g

自加生姜3片、大枣4枚，7剂。

按：虽症减，仍足肿身痒，汗出多，考虑体表虚衰，水湿在表，仍治以益气固表解表，养血利湿排脓。老师处方防己茯苓合防己黄芪加荆防苡败豆归汤，防己黄芪汤及防己茯苓汤均治皮水，固表利湿，祛除皮肤肌肉的水湿。

四诊2023年2月27日：右足背皮肤黑减，仍肿，皮肤痒，汗出不多，足热，不恶风，大便2日一行；苔白，脉沉细弦稍数。

辨六经为少阴阳明太阴合病，辨方证为桂枝合薏苡附子败酱散加荆防白豆归术汤证：

桂枝10g	白芍10g	炙甘草6g	荆芥10g
防风10g	白蒺藜30g	生薏苡仁30g	败酱草30g
赤小豆15g	当归10g	生白术60g	白附片15g

自加生姜3片、大枣4枚，7剂。

按：右足背皮肤黑减，仍肿，皮肤痒，仍为外邪里饮，表里合病，表虚寒明显；结合足肿且热，脉沉细弦稍数，考虑为里有湿热且机能不足，为阳明太阴合病之薏苡附子败酱散合赤豆当归散证。辨六经为少阴阳明太阴合病，解表祛湿止痒，振奋机能，养血祛湿排脓，处方为桂枝合薏苡附子败酱散加荆防白豆归术汤，大剂生白术生津通便。

五诊 2023 年 3 月 6 日：足背肿减，皮肤黑减，身痒减，近两天胃不适，纳差，大便 2～3 日一行，晚上口干；苔白腻，脉细弦数。

辨六经为太阳太阴合病，辨方证为茯苓饮合赤豆当归散加半夏白蒺藜汤证：

姜半夏 15g	党参 10g	枳实 10g	生白术 50g
茯苓 15g	陈皮 30g	赤小豆 15g	当归 10g
白蒺藜 30g			

自加生姜 3 片，7 剂。

按：患者胃不适，纳差，大便 2～3 日一行，苔白腻，考虑胃虚饮停气滞；足背肿减，皮肤黑减，身痒减，仍有水湿在表，治以温中健胃化饮、养血祛湿、祛风（解表）止痒。处方为茯苓饮加半夏合赤豆当归散加白蒺藜。

六诊 2023 年 3 月 27 日：足背肿不明显，色素沉着，身痒头皮痤，乏力，大便 2～3 日一行，晚上口干轻，纳可，早午纳差，晚上食欲好；苔白腻，脉细弦数。

辨六经为少阴阳明太阴合病，辨方证为桂枝合薏苡附子败酱散加荆防白豆归术汤证：

桂枝 10g	白芍 10g	炙甘草 6g	荆芥 10g
防风 10g	白蒺藜 15g	生薏苡仁 30g	败酱草 30g
白附片 15g	生白术 60g	赤小豆 15g	当归 10g

自加生姜 3 片、大枣 4 枚，14 剂。

按：五诊温中健胃化饮后，胃虚症状缓解，仍有足肿色黑并身痒头皮痤，继续四诊方——桂枝合薏苡附子败酱散加荆防白豆归术汤。

七诊 2023 年 4 月 9 日：足背色素沉着，手足麻，头皮痤，大便 2～3 日一行；苔白舌淡暗，脉细弦数。

辨六经为太阳阳明太阴合病，辨方证为黄芪桂枝五物合赤豆当归散加苡败术白麻仁汤证：

生黄芪 18g	桂枝 10g	白芍 10g	白蒺藜 18g
当归 10g	赤小豆 15g	生薏苡仁 30g	生白术 60g
火麻仁 10g	败酱草 18g		

自加生姜 3 片、大枣 4 枚，7 剂。

按： 足背色素沉着，手足麻，苔白舌淡暗，脉细弦数，为荣卫气虚之血痹，予黄芪桂枝五物汤；患者头皮痤，继以赤豆当归散加薏苡仁、败酱草养血祛湿排脓；大便 2～3 日一行，加生白术、火麻仁生津通便。

八诊 2023 年 4 月 21 日：足皮肤好转，食即汗出，恶风不明显，口中和，晚上口干，大便 2～3 日一行，手足麻；苔白舌暗，脉细数。

辨六经为太阳阳明太阴合病，辨方证为桂枝汤合赤豆当归散加荆防白苡败草河车汤证：

桂枝 10g	白芍 10g	炙甘草 6g	荆芥 10g
防风 10g	白蒺藜 15g	生薏苡仁 30g	败酱草 18g
赤小豆 15g	当归 10g	草河车 15g	

自加生姜 3 片、大枣 4 枚，7 剂。

按： 足皮肤好转，食即汗出，虽有恶风但不甚，为太阳中风表虚之桂枝汤证，老师处以桂枝汤合赤豆当归散加荆防白苡败草河车汤，桂枝加荆防白汤解表祛风，赤豆当归散加薏苡仁、败酱草养血祛湿排脓，加草河车意在消肿排脓。

九诊 2023 年 4 月 28 日：易饿，胃不适，难饱，恶风不明显，汗出不多，大便 2～3 日一行，手指麻，上肢皮肤痒；苔白微腻，脉细数。

辨六经为太阳阳明太阴合病，辨方证为桂枝加黄芪加豆归苓术苡白汤证：

生黄芪 15g	桂枝 10g	白芍 10g	炙甘草 6g
生白术 30g	赤小豆 15g	当归 10g	白蒺藜 15g
生薏苡仁 30g	茯苓 15g		

自加生姜3片、大枣4枚，7剂。

按： 虽汗出但不多，虽恶风但不甚，手指麻，考虑营卫不和、表气虚弱，为桂枝加黄芪汤证；易饿，胃不适，难饱，苔白微腻，考虑心下停饮，加苓术化饮；仍有上肢痒，考虑湿在表，合赤豆当归散加薏苡仁、白蒺藜，养血祛湿祛风止痒。

【老师答疑解惑】

此案为糖尿病足的辨证施治，主要处方为黄芪类方，老师处方先后用到防己黄芪汤、防己茯苓汤、黄芪桂枝五物汤、桂枝加黄芪汤。

前几诊主要为糖尿病足清创术后、右足肿皮肤黑，为肌表亏虚、水湿停滞，以防己黄芪汤、防己茯苓汤，益气实表，利水除邪，兼以养血祛湿排脓，经治疗后，患者足肿消，足部皮肤好转；后几诊为汗出、手足麻，为营卫不和、表气虚弱，以黄芪桂枝五物汤、桂枝加黄芪汤，补中益气，生津固表，兼以养血祛湿。

仲景师黄芪类方均在《金匮要略》中，其中包括黄芪桂枝五物汤、桂枝加黄芪汤、黄芪芍药桂枝苦酒汤、黄芪建中汤、防己黄芪汤、防己茯苓汤等。本案中，老师对经方黄芪类方的应用炉火纯青，先后用到防己黄芪汤、防己茯苓汤、黄芪桂枝五物汤、桂枝加黄芪汤，对于这几个方证在具体临证中，老师有何临床经验？

问： 老师，这个患者首诊用桂枝合防己黄芪汤加荆防白，三诊用防己茯苓合防己黄芪汤，您是怎么考虑的？

答： 皮肤表嘛，属表证，表虚得厉害，有湿，黄芪固表又利湿，所以，咱们经常用桂枝加荆防，桂枝加荆防，又加黄芪，这是表虚得厉害，水气又重，加了防己。（三诊的时候，用防己茯苓合防己黄芪汤）三诊时患者表证还厉害，出汗又多，又恶风，属于表虚啊，加了茯苓以加强利湿作用，白术增量，治疗太阴。

问： 老师，防己黄芪汤"脉浮身重，汗出恶风"，没有桂枝，防己茯苓汤有桂枝，胡老的讲课录音中提到防己茯苓汤与防己黄芪汤的主要区别是"桂枝甘草汤证"，那防己黄芪汤可以加桂枝吗？

答：黄芪是解表药，表虚有水，固表利尿的，在表的水湿，黄芪是治这个的，加桂枝当然可以，本来它和桂枝有相同的地方，汗出恶风，比桂枝更汗出恶风了，用黄芪，防己黄芪汤加桂枝可以，不加桂枝也可以，气上冲得厉害可以加桂枝，身疼啊，可以加桂枝。防己茯苓汤，这几个方子，都是近似，认识到黄芪是个解表药就行了。

问：老师，后几诊用黄芪桂枝五物汤与桂枝加黄芪汤，这两个方子具体有什么不同？

答：五物汤、桂枝加黄芪啊，就是在桂枝汤的基础上加黄芪，加重固表利湿。黄芪桂枝五物汤呢，不用甘草，有的老师如宋孝志说"它治疗血痹，加了甘草效果不好"，因为它有缓急的作用，会影响其他的作用，加甘草有助调和营卫的作用，活血作用就差了、慢了、缓了，力量变弱了，甘草有点甘缓的作用，对于祛邪有点妨碍，所以不用炙甘草。去了它，黄芪桂枝五物汤，治疗血痹，血液循环不好了，有桂枝汤的底子，调和营卫、活血、解表利湿，血痹血液循环不好的就不用甘草了，让它作用快一点，甘草有点缓急的作用，就这么点差别。

问：老师，您再讲讲关于生甘草和炙甘草的知识？

答：《神农本草经》没有说甘草是炙的还是生的，《伤寒论》别的药都不炙，就甘草炙……汉代时甘草都是炙的，蜜炙以后，甘缓作用更强。甘草本身有豆腥味，炙了以后，就没这个豆腥味了。一般临床应用啊，后世本草，像李时珍的《本草纲目》，说甘草叫"国老"，为什么叫"国老"啊？什么药调和都用。甘草本身就是清热解毒的，生的清热解毒，炙的健胃生津液，有温的作用，加上蜜炙。原先我们上学实习看炒甘草，加蜜炒，直接加蜜不行，一杯水里搁点蜜成了蜜水，直接加蜜就糊了，匀不了，加水一拌，匀了，水分炒去了，蜜附到上面了，所以蜜炙要搁水，不搁水不行，单纯加蜜，炒糊了也炒不透。生甘草平性的，有清热解毒作用，炙甘草温中健胃生津液，温胃时可以加蜜炙，蜜确实能代替饴糖。

【临证体会】

初学胡希恕经方医学，很多人会步入"专病专方"的认识误区，因为我们都习惯看一诊或两到三诊就能解决问题的医案，毕竟简明扼要的医案便于我们对方证的理解学习。临床快速治愈的医案多半是急性病，而临床医学的难题几乎都是病程相对较长的慢性病、疑难复杂疾病、重大疾病，应对这些复杂慢性病，就需要逐诊耐心沉思，抽丝剥茧，走出"专病专方"的认识误区，掌握"辨证不辨病"的辨证施治精神，真正做到"观其脉证，知犯何逆，随证治之"，方能自信应对重大疾病。

中医经方医学所辨之"证"是患病机体就诊阶段的病理概括（包括病位、病性、病情、三毒等），而慢性病的病程长，其整个病程是由或长或短的若干个阶段组成的，每一阶段的"证"可能是不同的，所以施治过程就要依据就诊阶段机体所呈现的症状反应辨证，即先辨六经、继辨方证。学习冯老对于慢性病的辨治，我们会发现老师总是"方随证转"不断变换，临证践行"辨证不辨病"。

所以，对于现实中很多人所问的"这个病用什么方"，我们是难以回答的，只能回答"这个证用什么方"。

学习冯老此案整个辨治过程可知，患者整体病程为外邪里饮的病机，治疗大方向均为解表利饮，始终兼顾正邪两方面，前几诊偏于利水祛湿攻邪，后几诊偏于补中益气扶正。老师把"每诊"均视为"首诊"，"辨证不辨病"，辨证遣方用药，六经八纲方证药证，环环相扣，精益求精，终而方证相应并药证相应，助患病机体步步向愈。

糖尿病足离大家并不遥远，因为糖尿病人群巨大，大约每10个成年人中就有1个糖尿病患者。在我国糖尿病足患病率大约占糖尿病患者的14%，其中老年人是糖尿病足的危险人群，糖尿病足多发生于糖尿病起病后10年。

糖尿病足是糖尿病患者踝关节以远的皮肤及其深层组织破坏，常合并感染和（或）下肢不同程度的动脉闭塞症，严重者累及肌肉和骨组织。糖尿病足是糖尿病最严重的慢性并发症之一，治疗不及时，会导致截肢，甚至有生命危险。同时医疗花费大，给家庭带来沉重的负担。

糖尿病足是重大疾病，因为患者糖尿病病程长，长期血糖控制差，多合并大血管、微血管病变，例如合并脑梗死、冠心病、心力衰竭、肾功能不全，严重的感染及长久的足部疼痛刺激，会使心脑肾并发症加重，在治疗过程中矛盾重重，困难及问题此起彼伏，可能突发急性脑梗死、急性心肌梗死、急性心衰、急性肾衰等危及生命的急性并发症，这也是糖尿病足全身综合治疗的难点，故糖尿病足的治疗需要全身与局部结合、内外科融合、中西医协同。

若把治愈糖尿病足比喻成建造高楼大厦，那么改善患病机体的整体机能就是打地基，而这个地基的稳定就是患者的生命体征稳定、糖脂内环境稳定、心肾脑肺功能相对稳定、全身基础病稳定。而如何改善患病机体的整体机能显得至关重要，中医经方医学的辨证施治着眼于患者机体整体的病理生理内环境。

笔者学习胡希恕经方医学思辨体系，学习冯世纶老师的临证经验，并在临床中践行应用，受益良多，在糖尿病足的治疗中亦是如此。

例如一位糖尿病足患者，合并心功能衰竭，给予利尿减轻心脏负荷治疗，若尿量不足，心衰难以控制，但过度利尿又容易诱发急性脑梗死，故出入水量的平衡需慎之又慎。屋漏又逢连阴雨，糖尿病足溃疡的愈合需要充足的营养，但患者因饱受疾病的折磨，身心俱疲，脾胃虚弱，食欲减退，促进胃肠蠕动的药物疗效甚微。患者吃不下，躺不平，睡不安，说话少气无力，眼神呆滞、忧郁、绝望，家属也焦虑不安，此时医生也倍感压力。

若有一剂神药，可以精细微妙地调节患者的内环境、水平衡，从而让他们吃好睡好大小便通畅，有力量有信心挨过这段身心俱疲的抗病之旅，那该多好！

然而，目前还没有这样的西药问世，中医经方医学的辨证实施恰似一道穿透阴霾的曙光。依据患者的症状反应，先辨六经考虑少阴太阴合病，辨方证为当归四逆合真武汤证，服用三剂中药后，患者明显感到食欲改善，呼吸顺畅，身体有力，精气神改善，话语增多，脸上露出久违的笑容。

在患者与医者面对困境无助之时，经方医学点亮了希望之灯，这盏灯照亮了继续前行的路，唯有这一程平安度过，才能为糖尿病足患者赢得创面修复手术的机会，以及术后的顺利康复。

患者遇见良医，得以战胜顽疾是幸运的，作为医者的我们有幸见证中医经方医学的神奇也是无比幸运的，我辈须认真学习中医经方，让更多的疑难重病患者迎来柳暗花明。

（整理：杨雅阁，任丽君，梁栋）

十五、甲状腺癌术后案

某男，13岁，以"发现左侧颈前区肿物1天"为主诉于2023年6月9日入郑州某三甲医院，于2023年6月13日行"双侧甲状腺腺叶切除术+双侧颈部淋巴结清扫术"，术后病理示左侧甲状腺乳头状癌（Ca）并双侧颈部多发淋巴结转移。

初诊2023年7月8日：双侧甲状腺癌，颈淋巴结转移，上月手术。口中和，纳可，怕热，有时盗汗，大便干日一行，面痤；苔白，舌尖微向左，脉细。

辨六经为太阳阳明太阴合病，辨方证为桂甘龙牡加夏术苡败枯汤证：

桂枝 10g	炙甘草 6g	生龙骨 15g	生牡蛎 15g
姜半夏 30g	生白术 30g	生薏苡仁 30g	败酱草 18g
夏枯草 10g			

7剂。

按： 先辨六经继辨方证，患者面痤，怕热，有时盗汗，为外邪里热；大便干，苔白，舌尖微向左，考虑痰饮内停并津虚便干，病在太阴，痰饮不化，津生乏源，并有痰饮阻络，故而舌尖微向左；辨六经为太阳阳明太阴合病，辨方证为桂甘龙牡加夏术苡败枯汤证，解表清热，祛湿排脓，健胃生津通便，加夏枯草清热消肿散结。

二诊2023年8月12日：面痤显减，盗汗已，口干，怕热已，大便如常；苔白，脉细。

辨六经为阳明太阴合病，辨方证为薏苡附子败酱散去附加夏术枯藻草汤证：

| 姜半夏 30g | 生白术 30g | 生薏苡仁 30g | 败酱草 18g |
| 夏枯草 15g | 炙甘草 6g | 海藻 12g | |

7 剂。

按： 面痤显减，盗汗已，故未考虑表证，转而以口干，苔白脉细，辨证为阳明太阴合病，辨方证为薏苡附子败酱散去附加夏术枯藻草汤证，祛湿排脓，健胃生津通便，加夏枯草、海藻清热消肿、软坚散结。

后患者在郑州复诊笔者门诊，其精神状态及身体机能明显好转，笔者按老师指导随证治之。

【老师答疑解惑】

问： 老师，他这次（二诊）没有明显表证？
答： 对，没有表证。

问： 主要是痰饮及化热？
答： 因为原先有盗汗，根据盗汗的形成原因主要是里热和表虚不固，有表证，现在没有了，表证不明显了，现在有口干了，以阳明为主了。当然有太阴啦，这个痘，痘是阳明太阴的多见，上热下寒。

问： 老师，他的太阴表现在哪些方面呢？
答： 他不多啊，症状不典型，但见口中和，大便干属之。薏苡附子败酱散，你看《伤寒论》没说，肌肤甲错这些，药物组成来说，它是上热下寒，里的上热下寒，阳明太阴，起码是热吧，这个热，虽然病灶在皮肤，但表现里热，什么口干啊，不是痒，而是表现为红肿热痛，一般就按阳明太阴算吧。

【老师诊后对患者及家属的嘱托】

老师： 有症状吃点药，没症状可以不吃药了，明年复查下看看，"优甲乐"

（左甲状腺素钠片）得吃着。

患者父亲：吃了，吃的"雷替斯"（左甲状腺素钠片）。

老师：他两边都切除了，是吧？

患者父亲：对。

老师：那得吃了，不吃不行。就吃"优甲乐"，他上初一了是吧？

患者父亲：初二，该上初二了。

老师：那他要是能跟上，注意休息，生活规律，压力别太大了，生活规律点，尽量别熬夜，注意听讲，听讲以后会了，作业差不多就行了……能跟上，考个大学就行了，别拔尖，喜欢搞什么，上个学校就行……以后没事就别往北京跑了。

患者父亲：有需要我们再来，谢谢冯老。

【临证体会】

临床应对恶性肿瘤，很多患者或是医生都会有一种思想，肿瘤治疗应该用什么药，一种先入为主的思想，而老师应对肿瘤总说："中医能治疗肿瘤吗？能治，靠什么啊，靠方？靠药？还是靠理论，我们就是用六经，辨六经、辨八纲、辨方证，没有用特殊的药。"

陈雁黎老师在《胡希恕论经方辨证不辨病的体会》中讲：胡希恕先生带实习时多次强调"经方辨证不辨病，主要是以八纲、六经辨证"……胡老诊病问诊是不讲西医病名的，如果患者讲病名或诊断，对我们辨证处方来说，只是一个信息或者是病情的范畴，有的患者出院诊断有 10 个西医诊断之多，听完就算完，不能和患者有争论，以免节外生枝。辨证处方仍遵循胡老的"经方辨证不辨病"的原则大法。

从冯老此案可知，冯老临证遵循胡老"经方辨证不辨病"的原则大法，"观其脉证，知犯何逆，随证治之"，临证之时，眼中看到的是"患病之人"的症状反应，而非单纯的"疾病"。

虽然中医经方辨治肿瘤主要靠六经八纲方证的经方理论，先辨六经继辨方证，但肿瘤患者的用药却具有特殊性。老师在针对痰湿比较明显的肿瘤患者中多用大剂量的半夏，如患者机能沉衰则配伍附子。半夏既可以消除肿瘤患者在实施放化疗之后的例如恶心、呕吐等不良反应，其燥湿化痰、消痞散结的功效也有利于改善患者的局部和整体的状态，以间接达到抑癌、抗癌的目的。另外在甲状腺结节或肿瘤，或有淋巴结肿大患者，冯老常用夏枯草、海藻等清热消肿、软坚散结。

　　2023年8月初，笔者处理一位50多岁的女士，以"体检发现甲状腺结节（4a）、乳腺结节、肺结节20余天"为主诉就诊，20余天前郑州市某三甲医院甲状腺彩超报告显示甲状腺多发结节（4a）并双侧颈部淋巴结肿大，建议行穿刺病理检查。患者于2011年5月曾因甲状腺结节行手术治疗，现结节复发，且合并乳腺结节、肺结节，患者惶惶不安、焦虑烦躁，现症（8月3日）：乏力，易汗出，口干，心悸，二便可，眠差，苔薄腻，脉细弦。初步考虑太阳阳明合病夹饮，但腹诊发现右侧胁下痞硬压痛，结合患者精神症状，考虑合并半表半里柴胡证，辨六经为三阳合病夹饮，处以柴胡加龙骨牡蛎汤加薏苡仁、夏枯草，7剂，和解少阳、解表利饮、清热祛湿散结。二诊（8月10日），患者诉心悸已，口干减、汗出减、乏力减，怕冷，大便溏，小便可，仍眠差，苔薄腻，脉细，腹诊右侧胁下痞硬压痛大减，少腹硬满。考虑为津血亏虚之半表半里阴证并血虚水盛，处以柴胡桂枝干姜汤合当归芍药散加合欢皮汤，7剂，治以和解半表半里，强壮清上温下，养血利水，解郁安神。三诊（8月17日），患者乏力减，汗出减，恶风，口中和，说话时间长则咳嗽，咽干痒不适，大便溏，小便可，眠差改善，苔薄腻，脉浮细弦，腹诊右侧胁下痞硬压痛缓解，少腹硬满。患者半表半里证已，之前焦虑烦躁精神症状也烟消云散，考虑表里合病，外邪里饮，治以解表清热、利咽祛痰散结，予桂枝加龙骨牡蛎合半夏厚朴加桔梗杏仁薏苡仁夏枯草海藻汤，7剂。四诊（8月23日），患者诸症减，仍有汗出、咳嗽、咽喉不适，有时便溏，仍为表里合病，外邪里饮，汗出为表虚不固，阳明里热逼津外出，治以解表清里热，祛痰饮散结，予桂甘龙牡合半夏厚朴加桔杏术夏枯草汤，7剂。8月26日患者至郑州市某三甲医院复查甲状腺彩超提示：甲状腺结节（3级），双侧颈部未见肿大淋巴结。患者本人反馈："淋巴结好了，甲状腺结节级别降了，中药功不可没。感谢你得了冯老真传。"笔者回复："真传不敢当，践行老师经方思想而已。"

应对甲状腺结节，经方医学思维"随证治之"，适当辅以软坚散结药物，确实会有意想不到的效果，我们应该建立经方医学应对现代顽疾的自信。

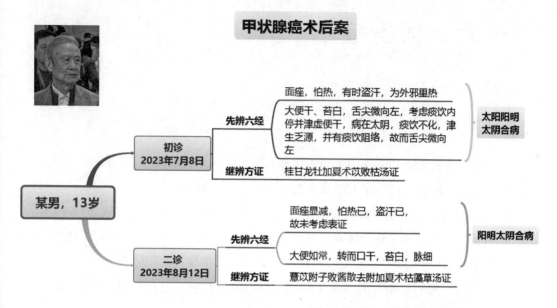

（整理：杨雅阁，喻刚，杨滔）

十六、尿毒症案

跟诊老师期间，其中一个病例让笔者颇为惊讶，老师只用了7味药，就为一个面临肾移植在透析中的尿毒症患者，迎来生命的转机。

2023年2月下旬，肆虐华夏的新冠病毒感染高峰阴霾逐步消散，但36岁的青年男性李某却发热并咳嗽、咳痰，始终难愈，虽然也用了不少药，但折腾了半个月，依然难以控制，2023年3月10日就在邯郸某医院住院了。

经过一系列检查，发现除了肺部感染、胸腔积液，身体还有致命性的问题，诊断为：慢性肾衰竭尿毒症期（CKD5）。

患者说："医生一天来好几次，说你不透（析）就不行了。"

无路可走，患者选择了透析治疗，经过治疗，虽然发热得到了控制，但是依然咳嗽。

患者说："本来入院时肌酐700，透了3次后，肌酐800，我说你这没有用，就出院了，出院来北京了。"

2023年3月17日第一站，患者到了北京某三甲医院肾病门诊求治，面对尿毒症这种西医学难以逆转的难题，医生除了建议服用一系列西药并肾穿刺活检外，别无他法，还是让患者回当地透析治疗。

患者走投无路，家人想到也许中医会有办法，又因为"家乡口口相传冯老传说"，故于2023年3月18日慕名来找冯老求诊，下为具体诊疗经过。

某男，36岁。

初诊2023年3月18日：咳嗽20天，3月17日检查示肾功能不全，伴乏力，他症不明显，偶咳，口干，偶有恶心，小便可，夜尿1～2次，毛囊炎，恶热；苔白，脉细。

问诊期间，患者爱人反复强调："他皮肤没有汗毛，不出汗，吃饭胃口也不好，以前不是这样的。"

辨六经为太阳阳明太阴合病，辨方证为越婢加术加卫矛汤证：

麻黄 18g	苍术 18g	炙甘草 6g	生石膏 45g
卫矛 12g			

自加生姜 3 片、大枣 4 枚，7 剂。

按：患者有毛囊炎，结合其爱人口述"他皮肤没有汗毛，不出汗"，咳嗽，欲汗出而不得汗出，呈表气郁闭、气上逆，其证在表；口干思饮，恶热，有阳明里热；纳差，恶心，乏力，苔白，脉细，有里虚；患者夜尿 1～2 次，夜尿增多实为小便不利，饮无出路，则水饮内停；考虑为外邪里饮化热；辨六经为太阳阳明太阴合病，辨方证为越婢加术加卫矛汤证。

二诊 2023 年 3 月 25 日：咳已，恶热不明显，乏力减，口干思饮；苔白，脉细弦。（患者精神气色状态明显好转）

辨六经为太阳阳明太阴合病，辨方证为越婢加术加苓矛汤：

上方加茯苓 12g，7 剂。

按：患者仍口干思饮，虽恶热已不明显，但阳明证仍在，结合一诊信息，患者仍为表闭里热夹饮，辨六经为太阳阳明太阴合病，故老师上方加茯苓增强利水渗湿功效。

三诊 2023 年 4 月 8 日：4 月 5 日查尿潜血（＋），蛋白（＋＋＋），血压 140/（90～105）mmHg，晚饭后腹胀，白天尿少，日三四行，夜尿 1 次，眠多梦，口干，乏力不明显，下腹疼，大便不成形，汗出不恶寒；苔白腻，脉细弦数。

辨六经为太阳阳明太阴合病，辨方证为越婢加术加苓苡芍汤：

麻黄 12g	苍术 18g	炙甘草 6g	茯苓 12g
生薏苡仁 30g	生石膏 45g	白芍 10g	

自加生姜 3 片、大枣 4 枚，7 剂。

按：患者汗出不恶寒，表证减；但口干如旧，脉细弦数，里热证仍在；小便不利明显（白天尿少，有夜尿），另大便不成形，苔白腻，晚饭后腹胀，故辨六经仍是太阳阳明太阴合病，老师在越婢加术汤基础上减麻黄用量，用甘寒之薏苡仁易苦寒之卫矛，以祛湿清热而不伤胃气，另加白芍，与炙甘草一道，缓挛急止腹痛。

四诊 2023 年 7 月 8 日：脐腹疼已，夜尿 2 次，午后无腹痛，汗出不恶风，口中和，指背足背湿疹，尿蛋白（+++），潜血（+）（6 月 26 日）；苔白，脉细。

辨六经为太阳阳明太阴合病，辨方证为越婢加术合麻杏薏甘汤证：

麻黄 10g	生薏苡仁 30g	炙甘草 6g	杏仁 10g
苍术 18g	生石膏 45g		

自加生姜 3 片、大枣 4 枚，7 剂。

按：结合患者整体症状反应变化，表证减，汗出不恶风，指背足背湿疹，夜尿 2 次，水湿在表，饮停化热，辨六经为太阳阳明合病夹饮，辨方证为越婢加术合麻杏薏甘汤，减麻黄小发其汗，解表祛湿利饮清热，使湿邪有出路而不伤津液。

【老师答疑解惑】

问：老师，首诊处方越婢加术汤加卫矛，为啥加卫矛呢？

答：卫矛是治类风湿的，它有利湿的作用，后世叫祛风利湿，实际有点强壮作用，强壮祛风湿，加强利尿。卫矛，八达岭可多了，山的西边，整座山都是，就是鬼箭羽，枝长得跟箭的羽毛似的，这个药有什么作用？专门治肾炎的经常用，有利尿作用啊。

问：老师，您讲讲经方治疗肾炎的经验？

答：我们用经方治疗肾炎，一般急性的有表证的时候，大青龙，越婢加术，外邪里饮，基本上是这一类的，一般外邪里饮的多。一般急性的，大青龙、越婢加术，一剂药能见效；慢性的也有能见效的，但是没那么快，不管是什么肾炎，都一样。关于中医治疗狼疮肾炎，其中胡老治疗的一例狼疮肾炎很典型。当时上海刚成立狼疮小组，专门治疗狼疮的，结果患者越吃药越厉害，吃激素吃得都圆圆胖胖的，眼睛都没了，这个可不行，要中西医结合嘛，不行就上激素，后来撤下不来，脸肿得不得了，风水啊、里水啊，《金匮要略》皮水、里水，肿得厉害，没有汗，所以，水在表，有表证，水在里也有，口干、小便不利啊，都有，外邪里饮，怎么治呢？发汗解表利水，就是这么治，越婢加术、大青龙这一类，效果非常好，急性的慢性的都行。不过得有这个证，没这个证是不行的。发病规律啊，时间长了以后，按照六经来发病，你看之前一个家乡的女患者肾炎，开始时症状也不典型，吃越婢加术汤啊，有效，后来非得要孩子，二孩政策刚放开嘛，她想要，我说"你是要命呢？你还是要二孩呢？蛋白两个加号"，后来好了，好了以后，还真是又生了一个。再后来又出现了甲亢，肾炎又犯了，犯了以后，越婢加术汤证没了，柴胡桂枝干姜汤证出来了，时间长了，下寒也厉害，不是在表了，半表半里为主了，所以吃柴胡桂枝干姜汤的时候多了。所以说中医不是辨病论治，确实是这样，辨病论治没效，都用越婢加术是不行的，用肾着汤、柴胡桂枝干姜汤的，都有可能，五苓散、真武汤也都有。

问：老师，四诊加杏仁，怎么考虑呢？
答：麻杏薏甘汤嘛。

问：越婢加术合麻杏薏甘汤？
答：对。

问：老师，合用麻杏薏甘汤是因为湿疹因素的考虑吗？
答：对，它是治肿的嘛，皮水或者里水，脸肿、腿肿，这些是典型的症状，当然现在不典型。

【临证体会】

该年轻男患者原本为家里顶梁柱，突如其来的尿毒症，将全家精神防线击溃，生命和生活的未来该何去何从？人生还能不能重新来过？冯老用经方医学"挽狂澜于既倒，扶大厦之将倾"，为患者及家人带来生的希望和曙光，治疗数月后，笔者微信问询患者现况如何，患者发来信息："病入膏肓，起死回生了。"

31 岁的复旦教师于娟，在被确诊为乳腺癌时，正处于青壮年时期，在其生命日记《此生未完成》中写道："金贵银贵不如命贵，癌症病人和家属是最缺钱的，但是却最舍得花钱。若是你对癌症病人说花钱能买命，不说病人本身，病人家属就会立马卖血剜肉割肾换了钱捧给你。病急乱投医是古语，是病急之后很难绕开的传统骗局故事。"尿毒症又何尝不是另一种折磨生命的"癌症"。

"三十而立，四十不惑，五十而知天命"，当我们历经沧桑，感受人间疾苦，经历生离死别之后，才会觉得生命健康的可贵。当面临危及生命的重大疾病时，逆天改命的西医学科学技术真的能够救我们于水火之中吗？面对纷繁复杂的各种顽疾重病，还有没有另外一条路，少一些泥泞，少一些坎坷，少一些高昂的过路费？

解读生命的方式有很多种，与天斗与地斗的现代科学技术是一种方式，但中华民族自古以来顺应自然之道的天人合一的思想也是一种方式。虽然科学技术日新月异，但中医的辨证思维也不是日薄西山，经方医学的仲景之术已经护佑我们黄皮肤的东方人两千个春夏秋冬，将来依然还会守护着我们，我们必须做好中医经方医学的传承创新发展工作。

下文详细记录老师与患者在诊室的点点滴滴，亦在记录医者的大医精诚、大爱无垠，患者回馈以真心，医患共同努力争取创造生命的奇迹。四诊之中，老师与患者的沟通，都是重要的信息，应用中医经方思维治疗肾功能不全，对透析时机的选择，对饮水进食的宜忌，对西药如降压药物的应用等，如何考虑，看似平淡，但一切皆在其中。

"我们治疗的对象，并不是疾病，而是那个为疾病所苦恼的人，也就是患者。"

【患者具体病历情况】

患者以"发热伴咳嗽、咳痰半月，发现血肌酐升高 1 天"为主诉于 2023 年 3 月 10 日在当地医院（邯郸某医院）住院诊治，诊断为：慢性肾衰竭尿毒症期（CKD5），已透析3次。2023年3月17日北京某三甲医院肾脏门诊求治，门诊病历记录如下：发现肾功能不全1周，咳嗽，平卧加重。2023年3月16日：SCr（肌酐）700～800μmol/L，UTP（24小时尿蛋白定量）3.62g/24h，Alb（血清白蛋白）37.4g/L，HB（血红蛋白）109g/L，免疫球蛋白及补体正常。尿常规：PRO（尿蛋白）(+++)，BLD（尿隐血）(+)。肺部感染、胸腔积液。彩超：双肾弥漫性病变；已透析3次。处理意见：继续氨氯地平、倍他乐克、非布司他、碳酸氢钠、瑞舒伐他汀，复查肾脏超声，评估能够肾穿刺活检，回当地透析。

患者初诊回当地后，拔出透析导管，未再透析，坚持服用中药治疗。

【记录还原跟诊现场】

老师病历资料记录多是对六经八纲方证辨证有意义的症状反应四诊资料，单看老师记录病历资料，难以感受患者从心中绝望到满怀希望的心理变化，无法想象患者精神体力状态逐诊好转的变化，无从知晓患者饮食、睡眠、二便渐趋常人的一般情况变化，体会不到病情渐趋向好的身体变化，在此，我们如实记录，尽可能还原跟诊现场。

首诊患者与老师部分对话（3月18日）：

患者爱人：他这个严重不？

老师：肾功能不全，当然严重了。

患者爱人：中药调理能调理好吗？

老师：得吃一段时间药。

患者爱人：那他这个就不用医院透析了吧，医院还让透析。

老师：现在还有尿呢！你干嘛透析啊？吃药就行了。

患者：医生说不透析就不行了，透了三次了。

二诊患者与老师部分对话（3月25日）：

老师：你口干不干？

患者：口干，老想多喝水，之前西医说不能多喝水，没敢多喝。

老师：渴，你就喝，喝白水。

患者：上周三，我把透析的管子拔了。

老师：你透析了？

患者：之前西医说我快不行了，让我透析，透了三回，到这儿看完之后就没再透了。

老师：能尿出尿来吧？

患者：能尿，尿量也正常。

老师：现在吃饭也行？

患者：吃饭也比以前吃得多了。

患者爱人：现在能感觉到饿了，之前不感觉到饿，刚开始吃您的药吃不出来苦，吃了两天之后，他就能感觉到味苦，之前就没有这种感觉。

患者爱人：饮食上面，喝水能正常喝吗？

老师：正常喝就行，吃，一般什么都能吃吧，没事。

患者爱人：正常吃就行了，是吧？

老师：嗯，正常吃，吃点肉，鱼肉，尿出蛋白，丧失多了，吃点肉，补充营养。

患者爱人：他这两天吃完药，感觉特别有劲了。

患者本人：感觉有劲了。

老师：他这个透析啊，是没尿了透析，有尿了不透析。

患者爱人：我们刚去住院时，人家查肌酐特别高，就让透析。

老师：住院之后就给你透了？

患者爱人：对对，医生说特别严重，非得让透。

老师：一般是肾功能还有的时候，不透，能有尿就别透。

患者：医生一天来好几次，说你不透就不行了，本来入院时肌酐700，透了3次后，肌酐800，我说你这没有用，就出院了，出院来北京了。

老师：咱们的肾是滤过血液的，血液脏东西滤过以后生成尿，尿出去，就是这么个主要功能。你的肾现在还能生成尿，说明肾功能还有，什么时候做血透呢？肾功能没了，这个血液不能在肾小球滤过了，那你得用血透的办法，一般是这样，不是一见肾炎就血透，不是这样。

患者爱人：他这个皮肤没有汗毛，不出汗，出汗很少，他之前有，后来没了。

老师：正好是中医的表，表实嘛，汗毛应该长出来，毛囊出不来，有一定影响，可能跟尿有关系……先拿7剂，有效接着吃，吃半个月再复诊。

患者：我再给您磕个头（三个响头）。

三诊患者与老师部分对话（4月8日）：

老师：腿不肿吧？

患者：不肿，身上一点都不肿，血压高我也没感觉。

老师：肾炎嘛，血压要高的。

患者爱人：他基本上就是早上高，晚上高，中午基本上就正常了。

患者：我最近信心足了，我觉得能百分之百好。

老师：对，得有思想准备，这个病不是一天两天。

患者爱人：长期来调，是吧？

老师：吃一段时间，不一定每天都吃，隔一天吃一剂药都行，得经过几年的时间，它比较慢一点，三个月查一次就行了，别老查，变化不会快的，只要有症状就吃药，觉得舒服就吃，隔一段来一趟就行了。尿可以一个月查一次，其他的化验三个月再化验就算了，觉得舒服就行，不舒服就来。

（患者又磕了三个头）**老师：**别这么心重。

四诊患者与老师部分对话（7月8日）：

患者：血压的话，吃着降压药（氨氯地平、美托洛尔），不吃的话150/105mmHg，吃的话130/90 mmHg左右。

老师：血压高的时候，什么感觉？

患者：如果血压稍微高点的话，头会不舒服，之前会没有感觉，现在头会不舒服，稍晕点。

老师：最多150，是吧？

患者：最多150，没有特别高的。

老师：你别吃降压药了，肾功能不好，尽量减少用药，这些降压药什么啊，都加重肾的负担，就吃汤药，血压高，150，别管它，肾炎引起的，肾炎好了，它自己就好了……不要过多用药。

（整理：杨雅阁，喻刚，于洋）

十七、帕金森病伴房颤案

　　82岁的女患者，7年前开始有轻微震颤，腿没劲，后检查诊断为帕金森病，于北京某三甲医院开始治疗。初服用控制帕金森病症状药物（美多巴、森福罗、珂丹、息宁），随后副作用显现，主要是血压不稳定，忽高忽低，患者非常难受，同时有腿部症状，腿疼腿不安，常夜间发作，异常痛苦，另外原有的便秘问题加重。同时因为患者合并高血压病、心律失常（房颤）等慢性病，还需服用针对高血压、房颤等问题的药物，后又罹患带状疱疹，可谓问题频出，每天吃一大堆药，患者家属疲于应付，后求诊于冯老。经冯老的逐诊治疗后，纷繁复杂的诸多问题得到控制，停用大部分西药（现仅余比索洛尔、氯吡格雷），身体状态逐步向好。

　　现将老师依据症状反应辨证施治过程记录并分析如下。

　　某女，82岁。

　　初诊2022年11月5日：2018年右踝皮肤硬质色素沉着，时痒，近2月右趾拘挛疼，眠差，卧则趾疼重，走路则轻，汗出不多，口干，晚上咳黏痰，左踝上皮肤色素沉着，纳可，大便4～5天一行，易流口水，2018年10月患面部带状疱疹，近常皮肤痒，双踝皮肤痒；苔薄白，脉细，右脉无。易发房颤。

　　辨六经为太阳阳明太阴合病，辨方证为桂枝加荆防白苡败术豆归汤证：

桂枝15g	白芍30g	炙甘草6g	荆芥10g
防风10g	白蒺藜18g	生薏苡仁30g	败酱草18g
生白术60g	赤小豆15g	当归10g	

自加生姜 3 片、大枣 4 枚，7 剂。

按：患者皮肤痒，局部关节疼痛，汗出不多，其病在表；皮肤硬质色素沉着，口干，晚上咳痰，易流口水，大便 4～5 天一行，眠差，苔薄白脉细，为太阴病津虚不足夹饮并化热；津血虚并水气冲逆凌心，故易发房颤。整体分析为表里合病，外邪里饮，六经辨证为太阳阳明太阴合病，老师处方为桂枝加荆防白苡败术豆归汤，治以解表利饮、养血利湿、祛风止痒、生津通便，其中加重白芍和生白术用量，缓拘急止疼痛并健胃生津通便。

二诊 2022 年 11 月 25 日：皮肤痒显减，右趾拘挛疼减，大便日一行，但近两天又 3 日一行，口干而口流清水，右面部带状疱疹后遗痒，发 3 次房颤，较前轻；苔白，舌暗，脉细。

辨六经为太阳太阴合病，辨方证为桂枝合肾着加荆防白豆归蜈汤证：

桂枝 24g	白芍 30g	炙甘草 6g	荆芥 10g
防风 10g	白蒺藜 30g	生白术 60g	赤小豆 15g
当归 10g	蜈蚣 3 条	干姜 10g	茯苓 15g

自加生姜 3 片、大枣 4 枚，7 剂。

按：二诊表证虽减但仍在，阳微结之便秘去而复来，仍口干，流口水，故可判断此非阳明里热之口干，实为津液输布障碍而不能上承所致，故六经辨证为太阳太阴合病夹饮，老师处方为桂枝合肾着加荆防白豆归蜈汤证。因仍发房颤故增量桂枝，合肾着汤温中利饮，蜈蚣强壮活血通络。

三诊 2022 年 12 月 2 日：面痒减，右足面痒减但疼明显，大便干 3 日一行，口中清水减，仍有黏液痰不易咳出，近无房颤发作；苔白，脉细。

辨六经为太阳太阴合病，辨方证为桂枝加荆白术苡豆归脊芷汤证：

桂枝 10g	白芍 30g	炙甘草 6g	荆芥 10g
白蒺藜 30g	生白术 60g	生薏苡仁 30g	赤小豆 15g
当归 10g	狗脊 15g	白芷 10g	火麻仁 10g

自加生姜 3 片、大枣 4 枚，7 剂。

按：表证减，房颤已，故上方减桂枝，去防风；口中清水减故去茯苓，加狗脊、生薏苡仁、白芷祛湿兼利关节，大剂生白术伍火麻仁、狗脊以温中补虚生津润肠通便。

四诊 2023 年 2 月 7 日：近两周，右踝上皮肤红肿，左轻，面皮肤痒无疼，口干，大便 2～3 日一行；苔干红，脉细。

辨六经为厥阴太阴合病，辨方证为柴胡桂枝干姜汤合当归芍药散加苡败豆汤证：

柴胡 12g	黄芩 10g	天花粉 18g	生龙骨 15g
生牡蛎 15g	桂枝 10g	干姜 10g	当归 10g
白芍 10g	生白术 60g	泽泻 18g	茯苓 15g
炙甘草 6g	生薏苡仁 30g	败酱草 30g	赤小豆 15g

7 剂。

按：患者仍口干，但苔干红，非津液不能上承所致，为上热明显，大便 2～3 日一行，为下焦虚寒性的便秘，脉细，故辨六经为上热下寒并血虚水盛之厥阴太阴合病，老师处方为柴胡桂枝干姜汤合当归芍药散加苡败豆汤。

五诊 2023 年 2 月 21 日：右胫肿减，脚面皮肤红减，足二趾抽搐，大便 2～3 日一行，必服便通片，口干甚，面皮肤痒减，阵发心慌；苔薄白，脉细（右）。

辨六经为厥阴太阴合病，辨方证为柴胡桂枝干姜汤合当归芍药散加苡败豆汤证：

上方增干姜 18g、当归 15g、白芍 18g，7 剂。

按：患者便干依旧，下寒仍重，故老师上方加量干姜，脉仍细，故加量当归，增白芍，补血虚缓拘挛。

六诊 2023 年 4 月 20 日：右踝胫红肿疼痒，二趾活动不利，右下肢颤抖，站立不稳，大便 2～3 日一行，口干，后半夜喉中有黏液，面额皮肤痒减，口糜，右趾疼影响睡眠；苔白舌紫红，脉细（左）。

辨六经为厥阴太阴合病，辨方证为柴胡桂枝干姜汤合当归芍药散加赤小豆汤证：

柴胡 12g	黄芩 10g	天花粉 12g	生龙骨 15g
生牡蛎 15g	桂枝 15g	干姜 10g	当归 10g
白芍 10g	川芎 6g	生白术 60g	泽泻 18g
茯苓 15g	炙甘草 6g	赤小豆 15g	

7剂。

按： 患者上热重（口干，口糜，舌紫红），仍下寒（仍大便 2～3 日一行），脉细如旧，喉中有痰，故仍为厥阴太阴合病，老师处方为柴胡桂枝干姜汤合当归芍药散加赤小豆。

七诊 2023 年 5 月 6 日：右头额痒减，右下肢疼减，可手按触，大便 2 日一行，近腰疼明显，晚饭汗出多，下肢站无力，下肢抖，口干，喉中有黏痰；苔少，舌紫红，脉细（左）。

辨六经为厥阴太阴合病，辨方证为柴胡桂枝干姜汤合当归芍药散合薏苡附子散汤证：

上方去赤小豆加生薏苡仁 30g、白附片 18g，7 剂。

按： 患者新增腰疼明显，故老师上方去赤小豆加薏苡附子散，祛寒湿止痹痛。

八诊 2023 年 5 月 23 日：阵发房颤较前少，仍大便不畅，下肢皮肤痒减，皮肤色好转，二趾拘挛；苔白，脉细弦。

辨六经为厥阴太阴合病，辨方证为柴胡桂枝干姜汤合当归芍药散加麻仁黄酒汤证：

柴胡 12g	黄芩 10g	天花粉 30g	生龙骨 15g
生牡蛎 15g	桂枝 18g	炮姜 15g	当归 10g
白芍 10g	川芎 6g	生白术 60g	泽泻 18g
茯苓 15g	炙甘草 6g	火麻仁 10g	

自加黄酒 20mL，7 剂。

按： 患者未提及腰痛，故上方去薏苡附子散，仍大便不畅，故加火麻仁补虚润肠通便，另加黄酒强壮温经活血，炮姜易干姜，炮姜和缓，而干姜温燥不宜久服。

九诊 2023 年 6 月 3 日：房颤近无发作，大便较畅，便意频，下肢痒减唯二趾拘挛，腰疼，右下肢抖，咽干，早起有黏痰，有时流口水；苔薄白，脉细。

辨六经为厥阴太阴合病，辨方证为柴胡桂枝干姜汤合当归芍药散加麻仁黄酒汤证：

上方增炮姜 18g、白芍 30g，7 剂。

按：患者腰痛复发，足趾拘挛，故老师增炮姜以温散腰脊之寒痛，增白芍以舒缓足趾之挛急。

十诊 2023 年 6 月 17 日：房颤无发作，二趾拘挛减，大便 2～3 日一行，矢气较前多，咽干，有痰涎，下肢湿疹减，右下肢抖，左下肢抖轻，小便少；苔白，脉细。

辨六经为厥阴太阴合病，辨方证为柴胡桂枝干姜汤合当归芍药散加附子黄酒汤证：

柴胡 12g	黄芩 10g	天花粉 12g	生龙骨 15g
生牡蛎 15g	桂枝 18g	炮姜 18g	当归 10g
白芍 30g	炙甘草 6g	生白术 60g	泽泻 18g
茯苓 15g	白附片 18g		

自加黄酒 20mL，7 剂。

按：患者诸症反复，此起彼伏，此应为患者机能沉衰，不足抗邪而致，故老师上方加白附片以温阳振奋机能。

十一诊 2023 年 7 月 1 日：房颤未发，右二趾拘急疼，右下肢皮损及肿显减，大便 3 日一行，咽干，喉中有黏液，腰疼无力；苔白，脉细。

辨六经为厥阴太阴合病，辨方证为柴胡桂枝干姜汤合当归芍药散加附子麻仁黄酒汤证：

上方增白附片为 24g，加火麻仁 10g，7 剂。

按：患者很多西药已停用，现整体状态逐步向好，整体分析仍为厥阴太阴合病，老师守方再进，仅增量附子，加火麻仁。

　　注：患者治疗帕金森病的西药已全部停用，现仅口服比索洛尔及氯吡格雷改善保护心血管系统，同时经方医学随证治之，现病情稳定，状态逐步向好。

【冯老解答经方中关于虫类药的应用经验】

　　问：老师，该患者辨证用药有虫类药，您讲讲虫类药的应用经验吧！

　　答：虫类药是强壮的、活血的，像水蛭、䗪虫，䗪虫是祛瘀的，实际它也有强壮作用，也有活血作用，用于实证，它是攻的作用。实际这些虫类药包括水蛭也是蛋白嘛，都有点强壮作用，不过突出的是活血，几千年来的经验认为是活血作用。为什么活血呢？人体本身没这个功能，用上它给你活血了，动力增强，实际也有点强壮作用，加强你的动力，当然这里面有区别，你看当归、川芎有补的作用，慢性病血虚血瘀的用它，实际对于血虚和血瘀，中医的界限并不明显，活血药也是，都是相对的。薏苡附子败酱散有活血作用吗？实际薏苡附子败酱散排脓也有活血作用，生薏苡仁、败酱草是利湿排脓的，有活血的作用，单味药没讲，但是用到一起，排脓，也有活血的作用，所以活血作用也只是个概念。这个活血，有些虫类药不用是真不行，老瘀血，用它就活血了。你看胡老，胡老诊所开业的时候，因为朋友关系，说有一位女同志，家里穷得不得了，想请胡老给看看。女同志脸色黑好多年了，给她开的什么？通窍活血汤嘛，具体说用的主要是麝香，因为麝香活血作用更大。我们讲药的时候说过麝香有活血作用吗？一般认为它理气、香窜，但是胡老却说活血作用最大的是麝香，所以他给开的桃仁承气、通窍活血这一类的方子。让她买点麝香吧，但家里实在太穷，买不起，就买了一点点，用布包起来，煎好了以后，在汤里涮一涮，下次还用。结果就用这么一点吃了以后，下了一大盆，这个女同志原先都快不行了，结果被救活了。胡老讲课时讲过这么个事。所以说麝香有活血作用，并不是单纯的理气，活血作用最大了，会引起堕胎，为什么啊？因为活血嘛，而不是理气。经方对药物的理解和时方不一样，看效果；中药不是单纯的，活血的，败酱草没活血作用，实际上就是说，看到什么情况下，成了脓以后，你用麝香行吗？用桃仁、用水蛭行吗？不行，要用败酱草、生薏苡仁，排脓活血，这个疼就没了，也有活血作用吧。所以在什么情况下，一定要方药对症，方药对应嘛。

问： 老师，有些书推荐水蛭、地龙打粉冲服，咱是煎服，对于水蛭、地龙的煎服和打粉冲服，具体临床应用该怎么选择呢？

答： 对啊，止痉散，不就是蜈蚣、蝎子打散吗？治疗破伤风啊，古代就是用蜈蚣、全蝎、白僵蚕，打了粉吃，还有蝉蜕。煎服法有一定的讲究，好多人体会就是说冲了喝比煎了效果好，这都有一定的道理，水蛭服起来也挺省事，煎不煎都行，加了酒服效果更好。水蛭怎么制呢？有的是阴干，有的是开水烫，新鲜的不行。制的过程有一定的经验，估计多用水烫过了，怎么弄干？用烤箱烤，烤箱烤等于加工了吧，慢慢地阴干，这样当然理想了，现在制成粉的过程，咱不太懂，估计得烤一下，但是不会烤焦，得保持它的有效成分。

【患者之子对人生和疾病的认识感悟】

以下是笔者与患者之子微信沟通交流，患者之子的感悟，记录如下：

"我把我妈的情况从另外一个角度思考了一下，觉得这半年来冯老的诊治是非常好的。第一，我妈原来的状况是：体位和餐后低血压非常严重，经常受不安腿的困扰，腿部的皮肤瘙痒和针刺般疼痛难忍，头部的疱疹后遗症也是奇痒无比；腰疼和走路腿没劲儿，震颤右腿甚于左腿，胳膊轻；房颤也有好几年了，而且发作频率越来越高。这些症状里，很多都和治疗帕金森病的药物的副作用以及乳腺癌手术后的化疗药物的副作用有关联，因为吃的西药种类太多了，也不是每种副作用都能清晰地判别。由于这些病痛的存在，也使得整个人的精神状态变得越来越不好，对生活的信心越来越差。当时意识到停用西药会消除很多的病痛，尤其是治疗帕金森病的药，但是心里又是非常矛盾的，主要是怕一旦不吃西药了，帕金森病会不会变得严重。后来认真梳理了一下，最终追求的目标是生活质量，如果病痛存在，那生活质量无从谈起，这些病痛需要釜底抽薪，因为很多都是副作用，那么停用西药是不是釜底抽薪的办法呢？停用后又怎么能保证不加重呢？经方给了很大的信心。吃了半年冯老的方子，目前的状况是：腿部的疾病好了，不痒了，不疼了，不安腿不犯了，疱疹后遗症的瘙痒也减轻了，房颤犯的频率也低了，血压也平稳了，尤其重要的是，震颤并没有像担心的那样加重。总观整体状况，这半年来冯老开的汤药起了很大的作用。目前就是走路腿的力气还是不太大，另外腰疼缓解得不太明显。我想从整体的生活状态的角度看，经方治疗的效果是很好的。对于我妈来说，不吃西药，状态没有恶化，但是那些副作用带来的痛苦几乎没有了，这就是一个提高呀。如果腿没劲儿和腰疼再能改善一些，就更加完美了。我也经常和我妈交流我们怎么认识疾病和我们看病的追求目标是什么，我觉得我们首先得分清老年性变化和疾病。还有就是治病的目的是在现有状况下保持最好的生活质量，而不是必须把疾病"杀死"，很多时候这样会陷入死循环。我记得中医有一句话，放在这里可能不太合适，但我目前找不到更合适的话来形容，即"带病延年"。我不知道我的理解是不是正确，仅供探讨。对人生和疾病的认识都是在不断变化的，感悟也是在不断地深入。"

【跟诊老师学习后临证践行】

某男，79 岁，居住许昌。病史：帕金森病，小脑萎缩，脑梗死，胆囊切除术。

首诊 2023 年 5 月 28 日：血压低，口水多，四肢抖动，沉默不语，心烦，口干口苦，易汗出，手足心热，纳可，大便干结，6 ～ 7 日一行，排便困难，大便硬块，小便频，夜尿 3 ～ 4 次，眠差，入睡困难，苔白滑腻，舌质淡，脉弦数，腹诊胁下痞硬、心下痞硬。

处方：

柴胡 12g	黄芩 10g	天花粉 12g	生龙骨 15g
生牡蛎 15g	桂枝 12g	炙甘草 6g	炮姜 15g
当归 15g	白芍 12g	川芎 6g	生白术 90g
茯苓 15g	泽泻 18g	姜半夏 30g	

7 剂。

二诊 2023 年 7 月 2 日：上诊后睡眠改善，肢体抖动震颤，精神淡漠，大便仍干，排便困难，夜尿减，口水多，夜间口干，汗出多，苔白滑，脉弦数。

处方：

淡附片 18g	炮姜 10g	生白术 90g	炙甘草 6g
党参 12g	桂枝 12g	生龙骨 15g	生牡蛎 15g
山茱萸 30g	生薏苡仁 30g	火麻仁 12g	枳实 15g
陈皮 30g			

7 剂。

三诊 2023 年 8 月 6 日：精神状态好转，可沟通交流，四肢抖动及不自主震颤明显改善，口水多减，纳可，眠可，排便无力，之前 7～8 日一行，现 4 日一行，口干，汗出多，苔白腻，脉细弦。

处方：

黑顺片 30g（先煎）	茯苓 20g	生白术 90g	白芍 15g
炮姜 15g	桂枝 12g	炙甘草 6g	生龙骨 15g
生牡蛎 15g	党参 12g	火麻仁 15g	枳实 15g
陈皮 30g	当归 15g		

7 剂。

受老师诊治帕金森医案的启示，此案嘱帕金森病相关药物美多巴、普拉克索等全部停用。继续中医经方随证治之，"带病延年"。

此案辨证分析如下：

首诊依据患者症状反应，辨证分析，口苦、脉弦、腹诊胁下痞硬，病在半表半里；血压低、沉默不语、眠差，陷入阴证；心烦，口干口苦，易汗出，手足心热，为上热；患者大便干结，6～7 日一行，排便困难，大便硬块，舌质淡，无腹满痛等阳明里实热症状，考虑为下寒津血虚"阳微结"之大便难；小便频，夜尿 3～4 次，苔白滑腻，为水饮内停；综合考虑为上热下寒之半表半里阴证并血虚水盛，治以和解半表半里，强壮温下清上，养血利水。处方柴胡桂枝干姜汤合当归芍药散加半夏。

二诊患者病位在半表半里之症状不明显，上为口水多，下为大便难，精神淡漠，肢体震颤，汗出多，考虑陷入阴证之外邪里饮，夜间口干且汗出多，考虑痰饮化热，里热逼津液外泄，处方附子理中合桂甘龙牡汤加味，温中益气生津通便，解表利饮清热。

三诊患者诸症明显改善，里热减，增量附子强化振奋机能起沉衰以温中化饮，二诊方略做调整，守方再进。

按： 患者三诊均由两个女儿和老伴陪同，首诊时神情淡漠，默默不语，口水淋漓不止，不问不答，问诊艰难，老伴介绍患者罹患帕金森多年，因家庭突发变故，原本内向，越发忧郁无言，加之口水不断，羞于见人，整日闭门不出，日渐消沉，一众家人束手无策。

诊治两月有余，三诊之时，患者诸症皆减，面貌一新，眼神灵活，未问先答，言到动情之处，与家人相拥而泣，不能自已，病情之改善诸座称奇。

经方的学习，不外乎"知行合一"，上有老师悉心相授而知，下有我辈诚心临床践行，如此这般，方能继往圣绝学，造福一方。

（整理：杨雅阁，喻刚）

十八、晚期胃癌术后黄疸案

某女，80岁。

初诊2023年6月7日：胃癌术后（2021年），近两周出现黄疸，纳差，尚能进食，口干口苦，无明显腹胀，4天未大便，今早大便干，被抠出，质黏，后边颜色白，汗出不多，小便黄少，心慌，四逆，现不能行走，由家人推进门；苔白腻舌淡，脉细滑结。

辨六经为厥阴太阴合病，辨方证为小柴胡合茵陈五苓散加附子汤证：

柴胡 12g	黄芩 10g	姜半夏 60g	党参 10g
炙甘草 6g	桂枝 10g	茯苓 12g	猪苓 10g
泽泻 18g	生白术 60g	茵陈 18g	白附片 18g

自加生姜3片、大枣4枚，7剂。

按： 发黄，古人认为是有热有湿，瘀热在里，分为不可下和可下。湿、热两种东西，湿胜热，则热随湿化，就是阴黄，寒湿在里，属太阴，不可下，于寒湿中求之，用茵陈五苓散。五苓散是温性的利尿药，再加上利湿清热祛黄之茵陈，就治寒湿内停之发黄。如果热胜于湿，湿随热化，就是阳黄，湿热郁于里，属阳明，可下，于湿热中求之，腹满，发黄，用茵陈蒿汤。

此患者，近2周黄疸，口干口苦，纳差，无明显腹胀，4天未大便，四逆，不能行走，舌淡，脉细滑结，呈现机能沉衰之上热下寒，属厥阴病；汗出不多，小便黄少，二便不利，苔白腻，水饮内停，郁而化热；患者黄疸实为寒湿内停之阴黄，辨六经为厥阴太阴合病夹饮，用小柴胡合茵陈五苓散加附子汤。

二诊2023年6月14日：身黄减，大便干2日一行，排出不畅，四逆，小便黄；苔白腻，脉滑无结。

辨六经为厥阴太阴合病，辨方证为小柴胡合茵陈五苓散加橘枳附汤证：

上方增白附片 24g，加陈皮 30g、枳实 10g，7 剂。

按：患者服上药后身黄减，大便好转，但仍大便排出不畅，增量附子去阴寒起沉衰；加陈皮、枳实有茯苓饮之意，理气化痰饮。

三诊 2023 年 6 月 21 日：皮肤黄染减轻，大便一周 4 行，成形，晚进食一口，但多食则吐，有幻视谵语，小便较少，大便由白转黄，皮肤黄减；苔白腻舌淡，脉细弦。

辨六经为厥阴太阴合病，辨方证为小柴胡合茵陈五苓散加橘附汤证：

柴胡 12g	黄芩 10g	党参 10g	炙甘草 6g
桂枝 10g	茯苓 15g	猪苓 10g	泽泻 18g
生白术 60g	茵陈 15g	陈皮 30g	白附片 30g

自加生半夏 50g、生姜 3 片、大枣 4 枚，7 剂。

按：患者较前继续好转，大便颜色见好，皮肤黄染减轻，仍是虚寒重，遂增量附子至 30g，用大剂生半夏以化痰散结消癥，抑制肿瘤进展。

四诊 2023 年 7 月 1 日：大便 3～4 日一行，自行排出，精神好转，意识较前清，大便色黄，腹软无压痛；苔白腻，脉细弦数。

辨六经为厥阴太阴合病，辨方证为小柴胡合茵陈五苓散加橘附丹汤证：

上方增白附片 35g（同煎），加丹参 30g，7 剂。

按：患者治疗有效，较前继续好转，增量附子继续温中祛寒强壮振奋机能，加丹参，与茵陈配合，祛瘀活血利湿，改善肝功能。

【老师答疑解惑】

问：老师，这是小柴胡合茵陈五苓散加附子啊！

答：对，阴黄嘛，就按阴黄治。

问：加附子是因为她有四逆？

答： 寒嘛，下虚寒了。

问： 老师，这个患者可以辨为厥阴病吗？上热下寒？

答： 可以啊，下寒得厉害就是厥阴了。

问： 老师，这个患者按祛寒湿治疗，是有瘀热在里吗？

答： 不是瘀在里，是痰在里，瘤子转移了，西医再手术也很难了，没办法的办法，中医有效，瘤子是慢性病，有些控制不了它的发展，但有时有一定的效果。

问： 老师，四诊，腹部您触诊的目的是什么？

答： 看是实证还是虚证啊。腹诊，看是个实证是个虚证，摸一摸很重要。她做了手术，瘤子长得不小，目前胆管堵塞了，因为瘤子大，转移了，有的就是疼啊，表现为实证，有的表现虚证，我们中医要判断虚实。肯定是转移了，肯定有瘤子，表现在哪儿？疼不疼？拒按不拒按？等等，有时表现为实证，有时表现为虚证，她是个虚证，我们给她用附子嘛。黄疸能退就不容易啊，有的别说退，一天比一天厉害，那就完了。当时我说老太太还能活这么多天，也就是咱们中医给她起点作用。中医说没有百分之百的把握，因为按着中医的理论来治，有的有效，有的没效，并不是百分之百有效。

问： 老师，她之前就诊，腹诊您按的时候她说疼，这次她说不疼。

答： 对，她有时里有停饮，虚寒也疼，但不是那种拒按的疼。

问： 老师，患者家属说，第二诊处方回去后，煎好药发现附子没加，但是也有效，后边加了附子效果更明显。您再讲讲关于阴黄的知识吧！

答： 对，这个阴黄，中医分阴黄和阳黄，甲肝大概都是阳黄，急性的，那是用茵陈蒿汤嘛，用大黄、栀子，但是她这个黄疸，你不能用大黄、栀子，因为她是阴黄。阴黄在《伤寒论》中没说具体的方证，但是按照八纲的辨证已经指明，五苓散加味呗，茵陈五苓，或四逆、真武之类的，利湿退黄，离不开利湿。因为黄系在太阴，有湿，湿化热，它就黄，湿不化热，它不黄，但是湿化热以后，这个病，热没了，偏于寒了，慢性的了，寒大于湿了，变成阴黄了；热大于湿呢，湿都没了，成了阳明病了，不会出现黄了，水分被熬干了，没黄疸，变成大便硬了，这是三个变化，所以寒湿的时候有阴黄，湿热的时候有阳黄，湿热太厉害，湿没有，大便硬结，阳明病了，所以阳黄是阳明病，阴黄是太阴病。

【临证体会】

该老妪为黄疸病之阴黄，晚期胃癌术后病史，面色暗黄，色如熏黄，精神差，意识淡漠，纳差消瘦，病情危重，为疾病终末期。诊余与患者家人沟通，家属叙述：患者 2021 年 5 月或 7 月（具体日期记不清楚），在北京某三甲医院行胃癌手术，术后医生告知，术中发现胃癌肿块大，浸润胰腺，因胰腺粘连，部分切除，考虑患者高龄，身体情况差，不推荐术后化疗等，故术后未再做复查及评估。2023 年 5 月突然出现黄疸，整个人就变黄了，大便是纯白的，在北京某三甲医院多个专科求诊了十天，考虑胃癌术后复发转移致胆管梗阻，但都没有好办法，先是找急诊，急诊说你找外科，外科说你找消化内科，内科说找造影科，造影科也没有办法，做增强 CT 也扎不了针，因为血管不行，一扎血管就破了，皮肤青紫一大片……各个科，到处跑，都快崩溃了，最后有人推荐找冯老诊治。

患者为恶性肿瘤相关的黄疸，从西医学角度考虑为晚期胃癌术后复发转移侵犯或压迫胆管致胆汁淤积性黄疸，同时存在肝功能不全，全身情况差，处于疾病终末期阶段，西医学治疗难度大，甚至无解。

《金匮要略》曰："黄疸之病，当以十八日为期，治之十日以上瘥，反剧为难治。"胡希恕先生解读："黄疸治疗要开始用药就有效，那么黄疸很快就会好的，如果吃了多天也没有效，反倒加剧，那么这个黄疸是难治的。"而以上原文所讲的"难治"，或许在于提示后人此类黄疸或为陷入阴证的机能沉衰状态。

中医认为"湿、热、瘀是黄疸发生的核心病机"，黄疸的原因，古人认为是郁热在里，热郁于里不得出来。胡希恕先生说："郁什么郁啊？总于湿郁。"《金匮要略》曰："然黄家所得，从湿得之。"既发黄，就得有湿，没湿是不足以发黄的。胡希恕先生解读黄疸病："古人认为发黄，全是由于湿，再有热，只有湿也是不会有发黄的，内里头有热，湿热在一起，即郁热在里，身必发黄。如果偏于湿，即所谓阴黄，属于太阴这一类型，这一类的大便不那么干，也应该是治寒湿的法子，以利尿为主，就是茵陈五苓这一类；如果热胜于湿就变成阳明病，那叫阳黄，黄色鲜艳，就要用茵陈蒿汤这一类，茵陈蒿汤有大黄，要泻。"先生还常说："湿、热交争于里；当湿大于热的时候，热从湿化，当为太阴；当热大于湿，湿从热化，当为阳明。"

阳黄为湿热内郁，治在阳明，主用清热利湿；阴黄为寒湿内停，治在太阴，主用温阳化湿。

经方医学体系治疗黄疸，非专病专方，而是依据症状反应，先辨六经，继辨方证。根据胡希恕先生的经验："临床上治疗黄疸，在表，要发汗；在里，我们要根据阳明的治疗，用茵陈蒿汤，还有栀子大黄汤……如果不在表，又不在里，而在半表半里，就用小柴胡汤，小柴胡汤配伍茵陈蒿汤或者配伍五苓散无一不可……我们要是看它'兼里实'，可以配伍茵陈蒿汤……如果再遇寒湿，那你就配伍茵陈五苓散。"

此患者依据症状反应，考虑为半表半里阴证及里阴证，寒湿内停，六经辨证为厥阴太阴合病，冯老处方小柴胡合茵陈五苓散加附子汤，和解半表半里，强调温下寒清上热，温阳化饮，利湿退黄。

患者陷入阴证，机能沉衰，用附子振奋机能起沉衰，治三阴之厥逆。患者大便干，考虑为"阳微结"之大便干，由于津液内竭而致大便硬结，此患者大便干及小便不利，为二便不通，为津伤饮停所致，合用五苓散利小便，同时用大剂生白术温中健胃、生津通便，水饮去而津液生。三诊用大剂生半夏以化痰散结消癥，抑制肿瘤进展，以使患者带瘤生存。经过治疗后，患者症状减轻，逐日向好，身黄逐渐减轻，大便由白陶土色转为黄色，二便好转，精神意识好转，在求医无门，了无希望之际，冯老"先辨六经，继辨方证"，为患者及家人带来生命和生活的希望，可见在面对危重症及重大疾病时，应用经方医学体系辨证施治，往往会有意想不到的效果。

（整理：于洋，喻刚，杨雅阁）

十九、心绞痛案

某男，57 岁。

初诊 2023 年 4 月 18 日：曾患脑血栓，2008 年曾患心梗。4 月 7 日心绞痛发作，住院 5 天欲放支架但未放。现心绞痛隐隐发作，少腹胀痛（结肠息肉），尿频。

4 月 8 日于深圳市医院检查示：①左基底节第一放射冠区软化灶；②左侧局部胸膜增厚；③冠 4 显著钙化，左前降支、对角支、回旋支、右冠弥漫多发钙化，非钙化斑，管腔受限；④第二对角支局部管腔中度狭窄，回旋支节段性重度狭窄，右冠中段中度狭窄。

现有时口干，汗出多，怕冷，纳可，大便日一行，头昏沉，夜尿 3 ～ 4 次；苔白腻，脉细弦。

辨六经为少阴阳明太阴合病，辨方证为薏苡附子散合五苓散加豆归汤证：

桂枝 10g	茯苓 15g	猪苓 10g	泽泻 18g
苍术 15g	生薏苡仁 30g	白附片 35g（先煎）	赤小豆 15g
当归 10g			

7 剂。

按：患者有多年的脑梗和心梗史，近症心绞痛、怕冷和诸多痰饮为患之象，考虑为里寒饮停的主要病机，寒湿痹阻胸阳致胸痹；口干，汗出多，头昏沉，少腹胀痛，尿频，夜尿 3 ～ 4 次，苔白腻，脉细弦，此当为表邪里饮、饮停化热之五苓散证；辨六经为少阴阳明太阴合病。老师处方为薏苡附子散合五苓散加豆归汤，温中养血祛湿，解表利饮清热。

二诊 2023 年 5 月 1 日：上药服 12 剂，心绞痛已，心悸仍有，少腹胀痛减，早起腹胀疼，有响，排便好转，夜尿三四次，咽中痰咳不出，汗出多，食时明显，白天怕冷，头昏无明显变化；苔白腻，脉沉细弦。

辨六经为少阴阳明太阴合病，辨方证为薏苡附子散合五苓散加橘枳夏豆归汤证：

上方加枳实 10g、陈皮 30g、姜半夏 30g，7 剂。

按：二诊心绞痛已，少腹痛减，但是早起腹胀疼，有响，排便好转，考虑饮停气滞，加枳实、陈皮、姜半夏，为合橘枳姜汤加半夏行气化痰饮。

三诊 2023 年 5 月 15 日：心绞痛未作，胸闷气短，汗出多（头多身少），乏力无神，腹疼气窜，矢气，大便缓解，夜尿 0～1 次，午睡入睡难，心悸减，纳可，有时盗汗；苔白腻，脉弦细。

辨六经为少阴阳明太阴合病，辨方证为二加龙骨加苓术橘汤证：

桂枝 10g	白芍 18g	白薇 12g	炙甘草 6g
生龙骨 15g	生牡蛎 15g	苍术 15g	茯苓 15g
白附片 35g	陈皮 30g		

自加生姜 3 片、大枣 4 枚，7 剂。

按：三诊患者寒湿胸痹缓解，但仍汗出多、盗汗、心悸、午睡入睡难，为表虚里热之失精家；仍为阴证机能沉衰状态，故而乏力无神；胸闷气短、腹疼气窜，为里寒饮停气滞之象，整体辨证为少阴阳明太阴合病，处方为二加龙骨加苓术橘汤。

【老师答疑解惑】

问：老师，首诊为什么合赤豆当归散？

答：患者诊断明确，心梗、肠息肉，有少腹疼，考虑瘀血，小便也不利，夜尿多，加点赤豆、当归利湿排脓，还有活血的作用。

【临证体会】

冠心病多有胸闷、胸痛，痰饮瘀血阻滞的病因病机已成共识。对于经方治疗冠心病，胡希恕先生及冯老有过专题论述。从二老的经验来看，临床患者病位有表有里有半表半里，病性有阳有阴，从辨六经及辨方证上研究，常以大柴胡汤合桂枝茯苓丸、瓜蒌薤白半夏汤、薏苡附子散等治疗。其中寒湿痹阻胸阳之胸痹，薏苡附子散合橘枳姜汤加半夏、薏苡附子散合五苓散，为冯老常用方证。从上述医案来看，倘若医者"专病专方"的思维已成"定见"，则本案必不能如冯世纶老师运用通治之法后捷效，故特选此案，引以为鉴。

心绞痛案

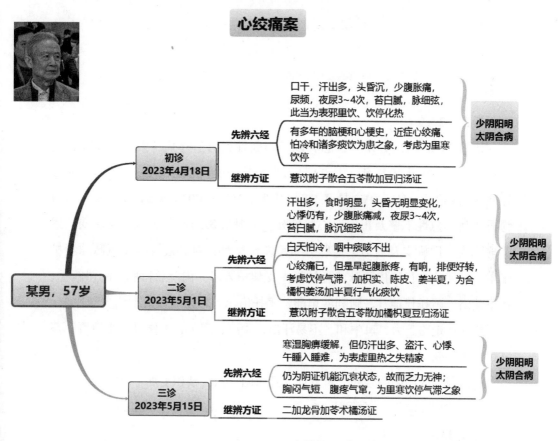

（整理：喻刚，于洋，杨雅阁，杨滔）

二十、薏苡附子散合橘枳姜汤治胸痹案

某男，27岁。

初诊2023年2月27日：患者以"间断性胸骨后疼痛7天，持续性胸痛2小时"为主诉于2023年1月22日入当地县医院，心电图示：Ⅱ、Ⅲ、aVF导联ST段抬高、V1～V3导联ST段压低、V7～V9导联ST段抬高。诊断为冠心病、急性下壁及正后壁心肌梗死。冠脉造影结论：冠脉三支病变，累及前降支、回旋支及右冠，冠脉分布呈左优势型；对右冠行经皮冠脉球囊扩张术，对回旋支行经皮冠脉球囊扩张＋支架植入术。出院后口服拜阿司匹林、替格瑞洛、阿托伐他汀、阿利沙坦酯、美托洛尔、单硝酸异山梨酯缓释片等。

近症：走路乏力，口中和，不易汗出，手凉，眠可，大便可，小便可；苔腻黄，脉细弦。

辨六经为太阴阳明合病，辨方证为薏苡附子散合橘枳姜加半夏汤证：

生薏苡仁30g　　　白附片45g　　　姜半夏30g　　　枳实10g
陈皮30g

7剂。

老师问患者平时喝酒吗，患者说不喝酒。老师交代：普通白酒，大蒜洗干净，塞进酒瓶里，每天喝一口酒（3钱），一瓶酒塞一头大蒜，泡上就可以喝。

后随访得之，患者平素不能喝酒，故改为30mL黄酒与药同煎。2023年3月24日随访，患者反馈服药至今（约20剂），未再发作胸痛，手凉已，乏力已，运动后不觉累。

关于患者后续服药问题，老师说："患者感觉有效，可以继续服用，除非出现热证了，如出现口干、口苦了，就不能吃了，有口苦，说明半表半里证出来了，出现上热下寒是厥阴证了，如果没有出现其他症状反应，就继续吃。"

【老师答疑解惑】

问：老师，患者处方薏苡附子散，为何加枳实、陈皮？

答：处方为薏苡附子散合橘枳姜汤加半夏，有姜半夏而未加生姜。薏苡附子散是太阴阳明合病，有点阳明的意思，以太阴为主，附子用量大，薏苡仁的凉就显不出来了。小建中汤也是，以太阴为主，加半夏是因为痰饮重，这个患者用得很简单，因为病情很简单，阵发性胸闷，口不干，没有热。白附片用45g，有15g的作用就不错了，如果有生附子，用10g就行了。

薏苡附子散及橘枳姜汤均治胸痹，橘枳姜汤行气化痰治胸痹，枳实、陈皮不光治胃，胸痹也治，从化痰上讲，不光是腹，胸也一样。瓜蒌薤白治疗阳明太阴合病，茯苓杏仁甘草汤与橘枳姜汤是以太阴为主的。

寒湿，湿的界限不清楚，一般寒湿重的有痰，中医理论不是绝对的，你说有痰没痰？很难区分，实际上寒了以后就容易生痰，所以用薏苡附子散，能祛湿也能化痰，但是，一般来说，痰不明显的时候，半夏、枳实、陈皮就不用了，薤白都不用，所以，薏苡附子散用来治疗什么？薏苡仁和附子加一块，祛寒湿，那个薏苡仁是凉的，但是用大量附子，祛湿就显不出薏苡仁的凉，所以《金匮要略》有这么个方，治疗寒湿，加半夏行吗？可以啊，更好，但是它是薏苡附子散，胸痹缓急，有时轻，有时重；瓜蒌薤白剂治疗的胸痹比较厉害，薏苡附子散比较轻一点。

问：目前胸痹症，活血化瘀法颇为盛行，该患者可否加活血化瘀药？

答：《伤寒论》及《金匮要略》治疗胸痹，不是光活血化瘀，祛寒、祛饮、祛热都有，光活血化瘀不行的，还是要先辨六经，继辨方证。之前有一个患者，胸痹一年多，和这个患者不同的是小便不利，小便多，所以用薏苡附子散合五苓散，原先是在当地用一大堆活血化瘀药，却不见效，为什么？因为活血化瘀多凉药，越用凉药症状越厉害，虽然用得多，但不对证，所以不见效。中成药累加，好多成药也都用上了，如丹参滴丸等，均不见效，我们就给他用这么简单的药，就见效了，所以我们用的其实很简单。

（整理：杨雅阁，杨滔）

二十一、肺癌脑转移案

癌是不治之症，响彻人们的脑海，给生命带来阴霾，但我们跟诊老师，却见证了用经方治疗肺癌脑转移，患者不但活了下来，而且病灶缩小，快乐度过3年。

今把治疗过程整理如下。

某女，66岁。

初诊2020年8月28日：确诊肺癌（左肺下叶恶性占位），结合胸部及头颅影像学检查考虑肺癌脑转移。既往高血压病、糖尿病、陈旧性脑梗死、心脏瓣膜关闭不全等病史。出气粗20年，2017年患脑梗死，汗出不多，感冒后咳嗽不易愈，有痰，口中和，纳可，晚上心空，必多食，不然眠差，受凉则身痒，大便不干，有时尿急，夜尿3～4次；苔白根腻，脉细弦。

辨六经为太阳太阴合病，辨方证为桂枝合半夏厚朴加荆防白桔汤证：

桂枝 10g	白芍 10g	炙甘草 6g	荆芥 10g
防风 10g	白蒺藜 15g	姜半夏 30g	厚朴 10g
茯苓 15g	苏子 10g	桔梗 10g	

自加生姜3片、大枣4枚，7剂。

按： 患者感冒后咳嗽不愈，受凉身痒，汗出不多，有表证；口中和，晚上心空，必多食，不然眠差，反映在胃肠之里，是里虚的太阴病；尿急，夜尿3～4次，苔白根腻，脉细弦是有寒饮。辨六经为太阳太阴合病夹饮。身痒明显见汗出者，老师临证善用桂枝汤加荆芥、防风、白蒺藜。半夏厚朴汤是降逆化痰的代表方，常用于治疗"梅核气"，治疗痰饮气结所致胸满、咽堵、咳逆为主。感冒后咳嗽不易愈，内有伏饮，出气粗，可能是痰饮阻滞于咽喉，表不解，气上逆，治以解表降逆化痰。

二诊 2020 年 9 月 4 日：晚上心空已，眠好转，身痒，出气粗，有时耳聋，夜尿 1 次；苔白右后厚，脉细。

辨六经为太阳太阴合病，辨方证为桂枝加桂合半夏厚朴加荆防白桔术汤证：

上方加生白术 15g，桂枝增至 15g，7 剂。

按：解表化饮，健胃生津液，胃气好了，水饮改善，夜尿减少，津液正常输布，心空已。上方有效，但仍有表证，增桂枝加白术解表降逆利饮化痰。

三诊 2020 年 9 月 11 日：身痒，无汗出，出气粗，受凉则身痒明显，夜尿 1 次，眠好转，口中和；苔白厚，脉细。

辨六经为太阳阳明太阴合病，辨方证为桂枝二越婢一加荆防白苓豆归汤证：

麻黄 10g	桂枝 10g	白芍 10g	炙甘草 6g
荆芥 10g	防风 10g	生石膏 45g	茯苓 15g
白蒺藜 15g	赤小豆 15g	当归 10g	

自加生姜 3 片、大枣 4 枚，7 剂。

按：身痒，无汗，脉细，《伤寒论》第 27 条指出，有表证身痒，但是脉细不可大发汗，患者诉"刺痒得厉害"，结合出气粗，身痒日久，考虑有里热，用桂枝二越婢一汤是解表小发汗法，一来配伍生石膏汗出不多，符合小发汗；二来解患者由于"刺痒得厉害"的发烦，合赤豆当归散养血利湿，加荆芥、防风、白蒺藜以加强解表止痒的功效，加茯苓利饮安眠。

四诊 2020 年 9 月 18 日：出气粗及身痒皆减，眠好转；苔白腻，脉细。

辨六经为太阳阳明太阴合病，辨方证为桂枝二越婢一加荆防白苓术豆归汤证：

上方加苍术 15g，7 剂。

五诊 2020 年 10 月 23 日：仍身痒，汗出不明显，怕冷，晚上腹痛，出气粗减，眠好转，口腔起泡近两天已，口中和，头晕，尿急，夜尿 1 ～ 2 次；苔白根腻，脉细。

辨六经为太阳太阴合病，辨方证为桂枝加荆防白苓术豆归汤证：

桂枝 15g	白芍 10g	炙甘草 6g	荆芥 10g
防风 10g	白蒺藜 15g	茯苓 15g	生白术 30g
赤小豆 15g	当归 10g		

自加生姜 3 片、大枣 4 枚，7 剂。

按： 身痒，怕冷，表证未解；晚上腹痛，口中和，里虚寒；尿急，头晕，夜尿 1 ～ 2 次，为表不解里饮上冲，解表利饮；口腔起泡结合口中和，夜尿等水饮表现，当是痰饮郁滞，辨方证为桂枝加荆防白苓术豆归汤证，以赤豆当归利湿排脓，表不解、里饮上冲，增桂枝 15g 降逆化饮，重用生白术健胃生津。

六诊 2020 年 10 月 30 日：身痒减，怕冷，晚上腹痛已，出气粗减，口腔起泡减，口中和，头晕已，尿急，夜尿 2 次；苔白根腻，脉细弦。

辨六经为太阳太阴合病，辨方证为桂枝加荆防白苓术豆归地汤证：

上方加地肤子 15g，7 剂。

按： 服药有效，症状减轻加地肤子除湿止痒。

七诊 2020 年 11 月 6 日：身痒减，出气粗已，但感气不足，怕冷，口中和，尿急已，夜尿无；苔白，脉细弦。

辨六经为太阳太阴合病，辨方证为桂枝加荆防苓术豆归沙汤证：

桂枝 18g	白芍 10g	炙甘草 6g	荆芥 10g
防风 10g	茯苓 15g	生白术 30g	赤小豆 15g
当归 10g	沙苑子 15g		

自加生姜 3 片、大枣 4 枚，7 剂。

按： 上方去白蒺藜、地肤子，加沙苑子 15g，取其强壮的作用。

八诊 2020 年 11 月 27 日：身痒已，出气粗不明显，前天晚上心中不适、空，不恶寒，尿急已，口中和，不吃饱则睡不着；苔白，脉细。

辨六经太阳太阴合病，辨方证为茯苓饮合苓桂术甘汤证：

桂枝 18g	陈皮 30g	枳实 10g	党参 10g
茯苓 15g	苍术 15g	炙甘草 6g	

自加生姜 3 片，7 剂。

按：心中痞，诸逆心悬痛，桂枝生姜枳实汤主之。心中不适、空，不吃饱睡不着，胃不和则卧不安，合用茯苓饮及苓桂术甘汤。

九诊 2020 年 12 月 4 日：有时心中不适，出气不粗，口中和，大便日一行，眠差；苔白根厚，脉弦细沉。

辨六经为太阳太阴合病，辨方证为苓桂术甘合瓜蒌薤白半夏汤证：

桂枝 18g	茯苓 15g	苍术 15g	炙甘草 6g
姜半夏 30g	瓜蒌 45g	薤白 15g	

自加黄酒 20mL，7 剂。

按：有时心中不适，结合口中和，苔白根厚腻，脉弦细沉，他症不明显且无明显热象，辨六经为太阳太阴合病，方用苓桂术甘合瓜蒌薤白半夏汤。

十诊 2020 年 12 月 10 日：眠差好转，大便日 2 行，心中不适好转；苔白腻，脉细。

辨六经为太阳太阴合病，辨方证为苓桂术甘合瓜蒌薤白半夏汤证：

上方去瓜蒌，加瓜蒌皮 15g，7 剂。

按：眠差和心中不适皆好转，患者大便日二行，去瓜蒌加瓜蒌皮 15g。

十一诊 2021 年 5 月 20 日：头晕，不能自行走路，头皮疼，坐车不敢睁眼，出气粗，大便日一行，口干，眠多睡，小便可，夜尿 1 次；苔白腻，脉细。

辨六经为太阳阳明太阴合病，辨方证为苓桂术甘加夏泽苡威汤证：

桂枝 18g	茯苓 15g	生白术 18g	炙甘草 6g
姜半夏 50g	泽泻 18g	生薏苡仁 30g	威灵仙 15g

7 剂。

按：头晕，坐车不敢睁眼，头皮疼，水气上冲，口干为水饮化热，综合考量为外邪里饮化热;《伤寒论》第 67 条:伤寒若吐、若下后,心下逆满,气上冲胸,起则头眩,脉沉紧,发汗则动经,身为振振摇者,茯苓桂枝白术甘草汤主之。增量桂枝加强降冲逆的作用;《金匮要略》"心下有支饮,其人苦冒眩,泽泻汤主之",加泽泻合泽泻汤;威灵仙祛湿通经络照顾到不能走路,加薏苡仁清热利湿。

2020 年 12 月 10 日患者就诊以后,至现在停药 5 个月,此诊来时带着诊断报告,报告考虑肺癌脑转移,提示病变进展。

患者老伴略带哭腔的原话:"没停药的时候相当得好,都怪我,她不坚持吃,我拦不住,一直吃药也不会有这事。"

患者肺癌脑转移中药治疗有效,从首次治疗至现阶段,2020 年 8 月首诊时已是肺癌脑转移,临床中未经有效治疗的肺癌多快速进展,肺癌脑转移患者进展更快,治疗难度大,该患者服用中医经方肿瘤无进展,带瘤生存,而停药 5 个月发现脑转移灶进展,提示中医经方可有效抑制肿瘤进展。

此诊后,患者在中医经方辨治的同时,采取西医学检查治疗,PET/CT（2021 年 5 月 21 日）:左肺下叶背段占位,葡萄糖代谢异常增高,符合恶性病变——肺癌表现。颅内多发稍高密度结节及囊性病灶,葡萄糖代谢增高,符合转移表现。2021 年 6 月 3 日肺穿刺活检病理:肺腺癌。PDL1 22C3（0）。行 NGS 基因检测,EGFR 19 DEL（丰度 55.12%）。2021 年 6 月 7 日予以奥西替尼 80mg QD 口服治疗。因左侧小脑巨大囊性占位并颅内高压,于 2021 年 6 月 11 日行穿刺引流减压术。

十二诊 2021 年 7 月 2 日:头晕已,有时头疼,自己能走路,坐车可睁眼,口中和,大便日一行,出气粗已,眠正常;苔白,脉细。

辨六经为太阳太阴合病,辨方证为苓桂术甘合桂枝茯苓丸加半夏汤证:

桂枝 18g	茯苓 15g	生白术 18g	炙甘草 6g
姜半夏 30g	牡丹皮 10g	桃仁 10g	白芍 10g

7 剂。

按: 颅内囊性占位穿刺引流减压术后,口中和,有时头疼,苓桂术甘汤合桂枝茯苓丸,利饮祛瘀,加姜半夏加强化痰的功效。

患者自述："来您那看病那天，我就想撞死就得了，结果喝了您的药我轻松多了。"上一诊唉声叹气，这一诊欢声笑语，很明显，中药治疗癌症，无论是在缓解痛苦上，还是稳定病情上，都效果显著。

十三诊 2021 年 7 月 10 日：近头皮跳疼，腰无力，汗出不多，口中和，易腹泻，尿急；苔白，脉细。

辨六经为太阳阳明太阴合病，辨方证为五苓散去猪苓加草薢炮姜汤证：

桂枝 18g	茯苓 15g	生白术 18g	川草薢 10g
泽泻 12g	炮姜 6g		

7 剂。

按：腰无力，口中和，易腹泻，考虑是人体虚寒的太阴；头皮跳，尿急，外邪里饮，水气上冲，内饮有化热之势，辨六经为太阳阳明太阴合病，老师处以五苓散去猪苓加草薢加炮姜汤，有肾着汤合五苓散之意，加草薢除湿清热。

患者老伴再次提及"没有您那几剂药，她坚持不下来"。

十四诊 2021 年 7 月 16 日：头疼偶作，腰无力，近两天眠差，夜尿 2～3次，大便日二行，尿急，口中和；苔白中厚，脉细。

辨六经为太阴病，辨方证为肾着加夏桑益汤证：

干姜 15g	茯苓 15g	生白术 18g	姜半夏 30g
炙甘草 6g	桑螵蛸 10g	益智仁 10g	

7 剂。

按：口中和，腰无力，夜尿 2～3次，大便日二行，症状反应在里，里虚寒的太阴病。眠差睡不着是水饮所做，阳气虚弱，腰无力，水饮内停，温化无力，寒湿下注，二便增多，肾着汤温中强壮加桑螵蛸益智仁温化寒湿、缩尿，加半夏利饮安眠。

十五诊 2021 年 7 月 24 日：头疼轻微，夜尿 1～2次，大便溏日二行，口中和，唯入睡难；苔白中剥，脉细。

辨六经为太阴病，辨方证为肾着加益夏远菖汤证：

上方去干姜、桑螵蛸，加炮姜 10g、远志 10g、菖蒲 10g，7 剂。

按：上方服后夜尿减少，整体是虚寒的阴证，处方易干姜为炮姜，加强止泻的功效，加半夏、远志、菖蒲化痰饮定志安眠。

十六诊 2021 年 7 月 31 日：眠差，入睡难，偶头疼，大便日一二行，口中和；苔白，脉细。

辨六经为太阳阳明太阴合病，辨方证为桂甘龙牡合肾着加半夏合欢汤证：

炮姜 10g	茯苓 15g	生白术 10g	姜半夏 30g
炙甘草 6g	合欢皮 15g	桂枝 10g	生龙骨 15g
生牡蛎 15g			

7 剂。

按：大便日一二行，口中和，里虚寒仍用肾着汤；入睡难，眠差，偶头疼，桂甘龙牡汤解表清里热，配伍半夏合欢皮以化痰饮解郁安眠。

十七诊 2021 年 9 月 3 日：脑穿刺引流术后 3 月，近尿急，眠差，半夜必进食方能入睡，口中和，偶有头疼，大便日一行，后背怕凉，着凉后易咳嗽；苔白，脉细。

辨六经为太阳阳明太阴合病，辨方证为五苓散加夏芎合欢汤证：

桂枝 15g	茯苓 15g	泽泻 18g	生白术 15g
猪苓 10g	合欢皮 15g	姜半夏 30g	川芎 6g

7 剂。

按：主诉眠差，但后背怕凉，着凉后易咳嗽，偶有头痛，尿急，外邪里饮选方为五苓散；术后痛，考虑有瘀血加川芎，诉眠差加姜半夏利饮安眠，合欢皮理气解郁安眠。

十八诊 2021 年 10 月 15 日：不易入睡，尿急，夜尿 1～3 次，口中和，易汗出，苔白，脉细。

辨六经为太阳阳明太阴合病，辨方证为五苓散加苡夏枯汤证：

桂枝 10g	茯苓 15g	泽泻 18g	生白术 18g
猪苓 10g	姜半夏 30g	生薏苡仁 30g	夏枯草 15g

14 剂。

按：看物模糊，眼浮肿，气短，口中和，易汗出，属外邪里饮化热，方用五苓散加半夏薏苡仁解表利饮清热，夏枯草清热散结。

十九诊 2021 年 11 月 13 日：上月 26 日右四指麻疼、发作有时，气短，眼浮肿减，尿频，口中和，不易汗出，恶寒，夜尿 0 ～ 1 次，尿急，眠差；苔白腻，脉细。

辨六经为太阳阳明太阴合病，辨方证为黄芪桂枝五物合五苓散加夏枯汤证：

生黄芪 15g	桂枝 10g	白芍 10g	茯苓 15g
泽泻 18g	生白术 18g	猪苓 10g	姜半夏 30g
夏枯草 15g			

自加生姜 3 片、大枣 4 枚，14 剂。

按：《金匮要略》曰："血痹阴阳俱微，寸口关上微，尺中小紧，外证身体不仁，如风痹状，黄芪桂枝五物汤主之。"患者右四指麻痛属于气血不畅，在原有的表证上更虚一步，伴尿频，外邪里饮，当强壮解表同时利饮加黄芪。本方黄芪桂枝五物汤合五苓散加半夏、夏枯草消痰散结。

二十诊 2021 年 12 月 18 日：手麻已不明显，气短，眠好转，眼屎多，自述头发黑转，恶寒，汗出不多，尿急，夜尿 1 ～ 2 次；苔白，脉细。

辨六经为太阳阳明太阴合病，辨方证为黄芪桂枝五物合五苓散加苡豆归桔甘汤证：

上方加炙甘草 6g、生薏苡仁 30g、赤小豆 15g、当归 10g、桔梗 10g，7 剂。

按：上方有效，眼屎多，合当归赤豆散养血利湿，更加薏苡仁清热利湿，加桔梗排痰。

二十一诊 2022 年 1 月 15 日：近有感冒，受凉则胸闷咳喘，不易入睡，咳少，胸闷明显，汗出多，恶寒，尿频，口干；苔白，脉细。

辨六经为太阳阳明太阴合病，辨方证为五苓散加桔甘夏汤证：

桂枝 10g	茯苓 15g	猪苓 10g	生白术 18g
泽泻 18g	桔梗 10g	炙甘草 6g	姜半夏 30g

7 剂。

按：恶寒，汗出多，尿频，口干，外邪里饮化热；胸闷明显，表不解，里饮上冲；五苓散加桔梗甘草半夏化痰排脓。

二十二诊 2022 年 1 月 22 日：心中不适，眠差，入睡难，汗出不多，夜尿 3～4 次，眠可则尿少，眼视模糊，怕冷；苔白，脉细。

辨六经为太阳阳明太阴合病，辨方证为五苓散加菊夏龙牡远菖合欢汤证：

桂枝 10g	茯苓 15g	猪苓 10g	生白术 30g
泽泻 18g	菊花 10g	姜半夏 30g	合欢皮 15g
远志 10g	菖蒲 10g	生龙骨 15g	生牡蛎 15g

7 剂。

按：水饮内停则夜尿多，寒饮上犯蒙蔽清窍则眼视模糊，怕冷，依然有表不解。治疗外邪里饮当解表利饮化痰。五苓散加龙牡清热安神，远志、菖蒲化痰安眠，合欢皮理气安眠，菊花明目。

二十三诊 2022 年 2 月 26 日：双肩疼，左上肢无力，胸闷不显，眠好转，夜尿 1～4 次，目视可，口中和，左半身汗出，恶寒，怕风；苔白根腻，脉细。

辨六经为少阴太阴合病，辨方证为桂枝加苓术附葛防汤证：

桂枝 10g	白芍 10g	葛根 12g	炙甘草 6g
苍术 15g	茯苓 15g	白附片 18g	防己 10g

自加生姜 3 片、大枣 4 枚，7 剂。

按：恶寒，汗出，左上肢无力，双肩疼，症状反应在表，长时间的恶寒怕风，陷于阴证，少阴病；夜尿 1～4 次，口中和，水饮内停、里虚寒的表现，太阴病；即少阴太阴合病。处以桂枝加苓术附葛防汤。

二十四诊 2022 年 4 月 9 日：肩疼减，口中和，遇冷咳，无痰，怕冷，汗出恶风（左半身出汗比右半身出汗多），有时盗汗；苔白腻，脉细。

辨六经为少阴阳明太阴合病，辨方证为二加龙骨牡蛎加苓术防汤证：

桂枝 10g	白薇 12g	白芍 10g	生龙骨 15g
生牡蛎 15g	炙甘草 6g	苍术 15g	茯苓 15g
防己 10g	白附片 20g		

自加生姜 3 片、大枣 4 枚，7 剂。

按：有时盗汗，左半身比右半身汗出多，有阳明里热而表虚不固，则辨方证为少阴阳明太阴合病，二加龙骨牡蛎汤，加苓术防己利水治在太阴。

二十五诊 2022 年 6 月 11 日：有时眼屎，肩背疼，汗出多，着凉易咳，无疼，有时盗汗，纳可，大便为常，口中和，恶风；苔白，脉细。

辨六经为太阳阳明合病夹饮，辨方证为桂枝加葛根加龙牡苓术桔菊防汤证：

桂枝 10g	白芍 10g	葛根 15g	炙甘草 6g
知母 12g	生龙骨 15g	生牡蛎 15g	苍术 18g
茯苓 15g	防己 10g	桔梗 10g	菊花 10g

自加生姜 3 片、大枣 4 枚，7 剂。

按：肩背痛，着凉易咳，恶风脉细，太阳病；着凉易咳，口中和，内有伏饮；汗出多，盗汗，有眼屎合并阳明里热；太阳阳明合病夹饮，桂枝加葛根汤合桂枝加龙骨牡蛎汤加苍术茯苓防己利湿。

二十六诊 2022 年 7 月 30 日：右肩背疼，有一侧好多了，汗出为常，眼屎减，口中和，大便日一行；苔白，脉细。

辨六经为少阴太阴合病，辨方证为桂枝加葛根加苓术附夏防苡桔汤证：

桂枝 10g	白芍 10g	葛根 15g	炙甘草 6g
茯苓 15g	苍术 18g	防己 10g	姜半夏 30g
白附片 18g	生薏苡仁 30g	桔梗 10g	

自加生姜 3 片、大枣 4 枚，7 剂。

按：右肩背疼，好一些，上方有效，但是长时间的疼痛考虑气虚了，陷于表阴证了，加附子温阳强壮解表。

二十七诊 2022 年 10 月 1 日：眠差，右肩背疼，口不干，眼屎，大便为常，有汗出怕冷；苔浮黄，脉细。

辨六经为太阳阳明太阴合病，辨方证为桂甘龙牡加夏石黄姜苓菊豆归汤证：

桂枝 24g	炙甘草 6g	生龙骨 15g	生牡蛎 15g
姜半夏 30g	生石膏 45g	熟大黄 6g	干姜 10g
茯苓 15g	菊花 10g	赤小豆 15g	当归 10g

7剂。

按： 右肩疼，汗出，怕冷，表虚，太阳表不解；由于长时间汗出表不解，致使津液伤表现为脉细，津液伤导致里热渐生，有眼屎，舌苔出现浮黄，属虚热的阳明病；口不干，病久，陷于里虚寒状态；综合考量为太阳阳明太阴合病。处方桂甘龙牡加夏石黄姜苓菊豆归汤证，解表清热、温中利饮。

二十八诊 2022 年 10 月 29 日：眼屎少，不易入睡，双下肢疼，膝盖不得劲，上台阶不易，口中和，气短；苔微黄右厚，脉细弦。

辨六经为少阴阳明太阴合病，辨方证为二加龙骨牡蛎去薇加苓术防知汤证：

桂枝 10g	白芍 10g	知母 10g	炙甘草 6g
苍术 15g	茯苓 12g	生龙骨 15g	生牡蛎 15g
白附片 35g（先煎）	防己 10g		

自加生姜 3 片、大枣 4 枚，7 剂。

按： 双下肢疼，膝盖不得劲，上台阶不易，属在表的阴证；口中和，气短，有水饮；眼屎少，苔微黄右厚，脉细弦，水饮郁热；少阴阳明太阴合病，二加龙骨牡蛎汤去薇加苓术防知汤强壮解表，利湿止疼。

二十九诊 2023 年 2 月 11 日：有时头疼，双下肢疼，上台阶较前好转，口中和，大便日 1 行，不易入睡；苔白，脉细。

辨六经为少阴太阴合病，辨方证为桂枝加苓术附防劳汤证：

桂枝 10g	白芍 30g	炙甘草 6g	防己 10g
生白术 18g	茯苓 12g	白附片 35g（先煎）	十大功劳叶 15g

自加生姜 3 片、大枣 4 枚，7 剂。

按： 上方有效，下肢疼，增量芍药养血止疼，加十大功劳叶强壮补虚。

三十诊 2023 年 4 月 28 日：眠好，腿疼减，膝关节疼，汗出不多，怕冷，口中和，大便可，无咳无气短；苔白腻，脉细。

辨六经为少阴太阴合病，辨方证为桂枝加苓术附防牛知汤证：

上方去十大功劳叶，加牛膝 10g、知母 12g，7 剂。

按：上方有效，加牛膝、知母利关节祛湿。

三十一诊 2023 年 5 月 12 日：左足肿疼（4 月 19 日外出旅游后）睡眠后减轻，偶有盗汗，右膝关节疼，汗出不多，口中和，大便日一二行，目视欠清，有时左头疼、紧；苔黄润，脉细。

辨六经为少阴阳明太阴合病，辨方证为二加龙骨牡蛎加苓术防黄汤证：

桂枝 10g	白芍 10g	白薇 12g	炙甘草 6g
苍术 18g	茯苓 12g	生龙骨 15g	生牡蛎 15g
白附片 18g	防己 10g	大黄 3g	

自加生姜 3 片、大枣 4 枚，7 剂。

按：仍是少阴阳明太阴合病，方用二加龙骨牡蛎汤，头左边有时紧、疼，考虑有瘀血，加大黄 3g 活血化瘀。

患者家属："您把这从前的旧疾也解决了，从前遇冷咳嗽憋可麻烦了，现在挺好。要是没您调理啊，人早就完了。"

三十二诊 2023 年 6 月 9 日：左足肿疼已，右四指麻胀，头疼已，目视为常，口中和，大便日一二行；苔白，脉细。

辨六经为太阳太阴合病，辨方证为黄芪桂枝五物加归苓术防夏汤证：

桂枝 10g	生黄芪 15g	白芍 10g	当归 10g
苍术 10g	茯苓 12g	防己 10g	姜半夏 15g
生姜 15g	大枣 15g		

免煎剂，15 剂。

按：外证身体不仁，如风痹状，黄芪桂枝五物汤；患者右四肢麻胀，口中和，大便日一二行，外邪里饮。方选黄芪桂枝五物汤加当归养血解外，加夏苓术防己利饮。患者报名 6 月中旬旅游团外出游玩半月，所以开免煎剂为了服药方便。

三十三诊 2023 年 7 月 7 日：前几天头顶走窜感，膝疼，右四指麻已，口中和；苔白，脉细。

辨六经为少阴太阴合病，辨方证为桂枝加苓术附夏膝汤证：

桂枝 10g	白芍 10g	炙甘草 6g	苍术 15g
茯苓 15g	白附片 18g	牛膝 10g	姜半夏 30g

自加生姜 3 片、大枣 4 枚，7 剂。

按：患者头顶串走感，膝疼，口中和，苔白脉细，外邪里饮，病在少阴，辨方证为桂枝加苓术附半夏膝汤，加半夏以化饮，加牛膝以祛湿通络利关节。

三十四诊 2023 年 8 月 11 日：房山第一医院 CT 检查考虑左侧部分脑转移软化灶形成，左小脑梗死？松果体囊肿，脑白质脱髓鞘，老年性脑改变。午后脑木，左眼眼屎多，头迷糊，水洗后清晰，汗出不多，纳可，大便如常，眠可，口中和；苔白腻，脉沉细弦。

辨六经为太阳阳明合病夹饮，辨方证为桂甘龙牡加夏菊汤证：

桂枝 10g	炙甘草 6g	生龙骨 15g	生牡蛎 15g
姜半夏 60g	菊花 10g		

7 剂。

按：结合患者症状反应变化及目前刻下脉症可知，病机为外邪里饮，饮郁化热，辨六经为太阳阳明合病夹饮，辨方证为桂甘龙牡加夏菊汤证，解表利饮清热。

【老师对此案的体会讲解】

冯世纶老师（2023 年 8 月 12 日星期六于上医仁家）："昨天老太太又来了，肺癌脑转移，这回检查脑转移没了，看不到了。胡老之前有个病历，在编写《中国百年百名中医临床家·胡希恕》的时候，我想选的，资料不全，后来陈雁黎教授，他记录得全，后来刊出了。陈雁黎教授记的这一例啊，叫刘选举，东北人，我刚跟诊胡老的时候，前面有个进修医生，给我讲过这事。这个患者到宣武医院去住院，头发都剃了，说是脑瘤，结果剃了以后正准备手术时，他的亲戚打电话说你找胡老看看吧。结果患者不做手术了，真跑东直门看了。看了以后，吃了药慢慢见好，见好以后，这个进修医生就去宣武医院找这个病历，结果没找到。后来通过熟人找，终于找到了……这个跟诊胡老的进修医生叫张舒君，这个病历（陈雁黎教授主编《胡希恕伤寒论带教笔记》胡老治右脑桥小脑肿瘤病案），我印象很深。就是说，中医能治疗肿瘤吗？能治。靠什么啊？靠方？靠药？还是靠理论？我们就是用六经，辨六经、辨八纲、辨方证，没有用特殊的药，所以，这个老太太也是的，有特殊的药吗？没有。就是用半夏，别的没有特殊的，中间就是用过生半夏。她来的时候就是喘，没告诉我，我说什么病啊，她说走路就是喘，后来告诉我是"肺癌脑转移"，最后吃吃药见效了，我们就是根据症状反应辨证，这说明这样治疗还是有效啊，就靠这个理论一样治肿瘤。"

【临证体会】

患者为 69 岁女患者，2020 年 8 月首诊时已是肺癌脑转移，2021 年 6 月 3 日肺穿刺活检病理示肺腺癌。3 年来，老师为其诊治 30 余次，患者历经 3 年的中西医协同治疗，影像学检查肿瘤病灶逐渐缩小，睡眠饮食改善，大小便正常，生活如常。

老师 2020 年曾以桂枝合半夏厚朴加荆防白桔汤治外邪里饮之身痒咳嗽，以桂枝二越婢一加荆防白苓术豆归汤治外邪里饮化热之身痒，以苓桂术甘合瓜蒌薤白半夏汤治外邪里饮之痰饮阻滞而心中不适；2020 年 12 月 10 日患者就诊后停药 5 个月，病变进展；2021 年 6 月 3 日肺穿刺活检病理示肺腺癌，再次就诊后，老师仍依据症状反应，谨守病机随证治之，以苓桂术甘加夏泽苡威汤治外邪里饮之头晕，以苓桂术甘合桂枝茯苓丸加半夏汤治外邪里饮夹瘀之头痛，以肾着加夏桑益汤治里虚寒饮停之腰无力夜尿频，以肾着加益夏远菖汤治里虚寒饮停之便溏眠差，以五苓散加苡夏枯汤治外邪里饮化热之小便不利易汗出，以黄芪桂枝五物合五苓散加夏枯汤治血痹虚劳并外邪里饮之四肢麻疼并小便不利；2022 年据症状反应变化，以二加龙骨牡蛎加苓术防汤治陷入阴证外邪里饮之肩疼盗汗，以桂甘龙牡加夏石黄姜苓菊豆归汤治太阳阳明太阴合病之肩疼眠差；2023 年患者主要为头痛肢体关节痛，老师以桂枝汤加苓术附汤治在少阴太阴，以二加龙骨牡蛎汤治在少阴阳明太阴合病。

纵观整体治疗，3 年来，患者病情及症状反应虽不断变化，但背后的病机始终以外邪里饮为主，老师以解表利饮为主的治法，方随证转，2020 ～ 2021年诸多诊次多加半夏，2022 ～ 2023 年诸多诊次多用附子类方，解表降逆温中化饮之法，功效卓著，该恶性肿瘤晚期患者历经 3 年达临床治愈，胸部及颅脑影像学检查肿瘤消失，睡眠饮食大小便正常，生活如常，经方医学功不可没。

我们把每一诊的治疗都如实记录，展现在读者面前，我们发现中医经方治疗癌症没有特效药，都是常用药，皆是老师依据经方理论辨证用药。症状反应在表，有汗出的，老师用桂枝荆防汤加减；症状反应在里，出现心中不适，老师用茯苓饮加减；症状反应表里合病，外邪里饮见头晕头疼，老师用苓桂术甘汤合泽泻汤；无非是根据症状反应，辨六经，析八纲，有是证用是药，举例2021 年 5 月 20 日患者求生意识不是很强烈了，是老师的中药给了患者生的希望，仅仅八味草药，处方精炼，疗效显著。

中医药能治疗癌症吗？脑肿瘤逐渐缩小，患者生活质量明显提高，患者今年 68 岁，平时可以给女儿带孩子。节假日外出游玩时，严格按照早上 5：30起床，晚上 12：30 睡觉，这是网上说的"特种兵旅游团"啊。可以说这是肺癌脑转移后吃中药治疗的效果。

老师此案用中医药治疗癌症，并且取得良好疗效，体现出经方理论体系的科学性。

此案例让我们想起胡希恕先生曾经治疗过右脑桥小脑肿瘤有效病案，记录中用药加减变化同样是随患者症状变化而变化，有用吴茱萸汤合当归芍药散的，有用大柴胡合桂枝茯苓丸汤的。胡希恕先生有效治疗过小脑肿瘤，有没有"专病专方"，是不是可以"拿来就用"呢？答案很显然是否定的。因为我们是根据患者症状用药，不同的症状用不同的处方，所谓有是证用是药。每个人的症状反应都不一样，怎么用"专病专方"呢？

中医怎么治疗癌症啊？用中医的理论，先辨六经，继辨方证，根据症状反应用药。老师临证始终强调"依据症状反应，先辨六经，继辨方证"，践行胡希恕经方医学，知行合一，采集四诊，全面细致，辨证处方，精益求精，老师像胡希恕先生一样，面对恶性肿瘤晚期这种短期内危及生命的顽疾，不推诿，不放弃，给生命以转机，给患者以希望。

体悟： 经方治疗癌症，不是专病专方，不是论其因而是论其证，而是依据症状反应，先辨六经，继辨方证，求得方证对应而取效。本案治疗有效，亦验证了经方理论的科学性。

（整理：于洋，杨雅阁）

二十二、二加龙骨牡蛎汤治遗精案

某男，28岁。

初诊2023年2月28日：四肢逆冷10年，前列腺炎，少腹胀，易遗精，一周3～4次，易汗出，盗汗，口干，后背冷，足跟疼；苔白微腻，脉细弦。

辨六经为少阴阳明太阴合病，辨方证为二加龙骨牡蛎加苓术汤证：

桂枝 10g	白芍 10g	炙甘草 6g	白薇 12g
苍术 15g	茯苓 15g	生龙骨 15g	生牡蛎 15g
白附片 18g			

自加生姜3片、大枣4枚，7剂。

按： 先辨六经，易汗出、后背凉、足跟疼为证在表；口干及夜间汗出，提示表虽未解，但津液已有耗损，即《伤寒论》第201条"脉但浮者，必盗汗出"；后背冷、四逆、少腹胀、苔白微腻提示"水毒"饮停；表虚汗出，加上反复的遗精，耗伤人体津液，津虚饮停化热扰动精室加重遗精，如此恶性循环。长期汗出、遗精，耗损津液（阳气），机能沉衰，下虚见足跟疼、四逆等。故六经归属为少阴阳明太阴合病，治疗当强壮固表止汗，生津除热祛饮。

继辨方证，汗出恶风，足跟疼乃表虚桂枝证，需要附子强壮振奋沉衰机能以固表，汗出津伤，虚热扰动精室，需要清虚热，故给予二加龙骨牡蛎汤。本方以桂枝汤为底方调营卫和气血，加龙骨、牡蛎、白薇清虚热敛浮越，加附子振奋沉衰以固表止汗，加茯苓、苍术温化饮邪，解表化饮，双管齐下，邪祛才能正安。

二诊2023年3月7日：遗精近未作，盗汗，手足心汗出，足跟疼减，阴囊潮湿凉，大便溏日二行；苔白腻，脉细弦。

辨六经为少阴阳明太阴合病，辨方证为二加龙骨牡蛎加苓术汤证：

上方增白附片24g，去苍术，加焦白术10g，7剂。

按： 二诊遗精未作，大便稀烂日2行，加大附子用量，易苍术为焦白术以温中止泻。

三诊2023年3月14日：手足心汗出减，盗汗，足跟疼，阴囊有时潮湿，大便溏日一行，尿道溢液而未遗精，口干，耳鸣；苔白，脉细弦。

辨六经为少阴阳明太阴合病，辨方证为二加龙骨牡蛎加苓术芡苡汤证：

桂枝 18g	白芍 10g	炙甘草 6g	白薇 12g
生龙骨 15g	生牡蛎 15g	苍术 10g	茯苓 12g
白附片 24g	芡实 10g	生薏苡仁 30g	

自加生姜3片、大枣4枚，7剂。

按： 症减而犹在，仍守方微调，加芡实固精兼止泻，加薏苡仁清热祛湿。

四诊2023年3月20日：症大致如前，遗精2次；苔白腻，脉弦滑数。

辨六经为少阴阳明太阴合病，辨方证为二加龙骨牡蛎加苓术防韭汤证：

桂枝 10g	白芍 10g	知母 12g	生龙骨 15g
生牡蛎 15g	生白术 18g	茯苓 15g	白附片 24g
防己 10g	炙甘草 6g	韭菜子 10g	

自加生姜3片、大枣4枚，7剂。

外用坐浴药：苦参90g、蛇床子50g、百部30g，7剂，水煎，外用坐浴，日1剂。

按： 四诊根据具体情况处方有微调，但仍以二加龙骨牡蛎汤为主，加韭菜子温阳强壮固精，给予中药汤剂外用坐浴燥湿。

【老师答疑解惑】

问： 老师，韭菜子这个药有什么特点呢？

答： 各个药有各个药的特点，韭菜子，治疗遗精的，它是温阳强壮的药，温阳的，有止遗精的作用，治疗经常遗精，出盗汗，虚了的情况。跟附子是一类的，单纯用不行，得配合其他的药，因为有表证啊，他叫失精家。

问： 老师，《伤寒论》具体的失精家怎么理解呢？

答： 失精家是个广义的词，后世理解的大多不对，例如魏念庭认为是肾阳大泄大衰，需要补肾阳，结果越补越厉害。所以后世根据补肾的办法治疗，会越治越厉害。年轻小伙子，越补遗精越厉害，为什么？只针对遗精考虑肾阳虚，那是肾阳虚吗？有口干，有盗汗，越补越出汗，出汗是失精家的表现，失精家包括大汗、大出血、长期小便多等，这都是失精家，并不光是指遗精。所以桂枝加龙骨牡蛎汤、桂枝甘草龙骨牡蛎汤，首先是有表证，还有桂枝汤啊，后世考虑肾阳虚老补，越补出汗越多，人体越虚，失精更厉害，不懂得这一点，从脏腑观念考虑不行。失精家关键是治什么？关键是治自汗盗汗，所以要用桂枝甘草龙骨牡蛎汤。方证上没说自汗、盗汗，实际上临床表现从《伤寒论》第118条来说，火逆下之，烦躁，烦惊，睡不着觉，没写其他症状，临床看有自汗、盗汗、心悸、头晕，表不解，里有热，阳明里热，逼津液外出，表虚不固，汗出老不断，你不把它止住，身体四肢凉啊，光顾肾阳，能行吗？不行的，关键是把汗敛住，生龙牡我们用它做什么，敛浮越。浮越的又是什么呢？浮越的是阳气啊，津液外出是浮越啊，把它给敛住了，不出汗了，这精气不就有了吗？

我们东直门医院有一个女工，有心脏病，老去心脏科看去，按照套路开药，强心活血化瘀，一大堆药吃了也不见效。后来我给她开，就是简单的几味药，吃完就好了。出汗出得厉害，一动就心慌气短，结果好几次到专科去开药，医生说："我们不开这个药，这个不治心脏病，这个哪儿治心脏病啊，桂枝甘草龙骨牡蛎，不治心脏病。"不懂中医的理论，老是专方专病，血瘀啊缺血啊，补气活血啊，活血化瘀这些，关键是汗出不固，越出人体越虚，出了汗以后，四肢冰凉了，那不是肾阳虚，那是出汗出得津液虚了，所以把汗止住，四肢不凉了，心也不慌了，头也不晕了，胸也不闷了，很简单。但是按照脏腑理论，这哪儿治心脏病啊！桂枝甘草龙骨牡蛎，这是治失眠的，不治心脏病，说明对经方的理论不懂。光会方证不行，还得懂它的理论，六经是什么？桂枝、甘草、龙骨、牡蛎，见了心慌气短就用，是不行的，有口苦、咽干、大便干的还用桂枝、甘草、龙骨、牡蛎，没有汗你还用，有效果吗？没有效了，得对证，要根据症状特点用药。

问：老师，三诊外用药，具体应用注意事项是什么？

答：阴囊老潮湿，属真菌感染，比较顽固，吃药不易好，加一个坐浴的药，和吃的药一样煎，多搁点水，煎好了以后，搁到盆里晾得温了，会阴坐到盆里，泡半小时，有时间一天两次，没时间的话，晚上睡觉前坐一次就行了。

【临证体会】

本文二加龙骨牡蛎汤，实为"二加龙骨汤"，诸多中医经方文章多以"二加龙骨牡蛎汤"表述，已约定俗成。

二加龙骨汤附载于《金匮要略》血痹虚劳病篇之桂枝加龙骨牡蛎汤方下，《小品》云：虚弱浮热汗出者，除桂，加白薇、附子各三分，故曰二加龙骨汤。

陈修园认为，此类病证阳浮不潜，阴亦失藏，故曰"虚弱浮热"。这四字为二加龙骨汤辨证论治的指征。

胡希恕先生常用二加龙骨汤时亦不去桂枝，于桂枝加龙骨牡蛎汤方中加入附子、白薇，即成为二加龙骨汤，因证中虚热浮越，冲气逆上，桂枝有平冲降逆作用。同时他还指出，附子用量宜小，若证无大寒，可不用附子、白薇。

二加龙骨牡蛎汤证，较桂枝加龙骨牡蛎汤方证，津伤表虚更甚，机能不足，又见里有虚热者，属少阴阳明合病。患者应该具有桂枝加龙骨牡蛎汤相应的症状，主要是目眩、发落、遗精、失眠之类的虚劳病，其病机为阴阳两虚，不能潜敛。临床以汗出多、盗汗、心悸多见，并伴有烦躁、手心热等虚热症状，该方中龙骨、牡蛎和芍药的使用，患者腹诊一般会有腹部悸动感，且可有腹直肌拘挛。

经方医学体系认为，无论是外感疾病，还是内伤疑难杂病，临床思维永远是"辨六经、析八纲、辨方证"，即"先辨六经，继辨方证"。因为经方的病位只有三个"表、里、半表半里"，病性只有两个"阴、阳"，再根据症状反应特点的"寒热虚实"孰轻孰重，以及"三毒"的有无，适应整体选方用药。

（整理：吴灿，杨雅阁，喻刚）

二十三、调经助孕案

某女，30 岁。

初诊 2023 年 4 月 7 日：去年 11 月月经未行，查激素六项，服激素后月经行。发落多，困乏，口干，四逆，大便溏日一行；苔白腻，脉细。

辨六经为少阴阳明太阴合病，辨方证为二加龙骨牡蛎合当归芍药散去泽泻汤证：

桂枝 10g	白芍 10g	白薇 12g	炙甘草 6g
苍术 10g	茯苓 12g	当归 10g	川芎 6g
生龙骨 15g	生牡蛎 15g	白附片 15g	

自加生姜 3 片、大枣 4 枚，7 剂。

按：患者月经需要吃激素才可以来，脉细，提示血液虚少；困乏，四逆，提示津液虚少，津液虚少不能营养，人就困乏，津液不到手足，手足就厥冷，整个人的机能是沉衰的、虚寒的；发落多，口干提示有上热；苔白，大便溏，提示里虚寒。患者血虚明显用当归芍药散养血，因为里虚寒故去泽泻。少阴阳明太阴合病方证选择二加龙骨牡蛎汤，故对应方证二加龙骨牡蛎合当归芍药散去泽泻汤证。

发落，月经少，口干，四逆，便溏，习惯指引我们后学者根据《金匮要略》条文开出二加龙骨牡蛎汤。但是先辨六经继辨方证的指导方法提示，套条文不对，因为看不出表阴证，文末附老师答疑解惑。

《金匮要略·血痹虚劳病脉证并治》第 8 条：夫失精家，少腹弦急，阴头寒，目眩（一作目眶痛），发落，脉极虚芤迟，为清谷，亡血，失精。脉得诸芤动微紧，男子失精，女子梦交，桂枝加龙骨牡蛎汤主之。

桂枝加龙骨牡蛎汤方（《小品》云：虚弱浮热汗出者，除桂，加白薇、附子各三分，故曰二加龙骨汤）

桂枝、芍药、生姜各三两，甘草二两，大枣十二枚，龙骨、牡蛎各三两，上七味，以水七升，煮取三升，分温三服。

胡老解说这个病证气上冲得厉害，气不往下走，即古人说的心肾不交，下虚则寒，上实则热，即发落，用桂枝降冲逆，下寒得厉害要加附子。

二诊2023年4月28日：发落减，困乏，四逆减，大便不成形；苔白舌淡，脉细。

辨六经为少阴阳明太阴合病，辨方证为二加龙骨牡蛎合当归芍药散去泽泻加炮姜汤证：

上方加炮姜10g，7剂。

按：患者服药后症状减轻，发落减，四逆减，困乏，大便不成形，辨六经依然是少阴阳明太阴合病。患者表现出困乏，大便不成形还提示里虚寒明显，所以加炮姜10g。

患者问老师：需要调理多久？老师回答：不能只吃激素，需要停激素再吃中药，能正常来月经就可以。

三诊2023年7月7日：6月12日月经行1次，带经8天，乏力，发落多减，四逆已，大便不成形，微痛经（有口干）；苔白，脉细。

辨六经为厥阴太阴合病夹瘀，辨方证为温经去阿胶加苓术枣酒汤证：

吴茱萸15g	党参10g	姜半夏15g	麦冬15g
桂枝10g	牡丹皮10g	白芍10g	川芎6g
当归10g	茯苓15g	苍术10g	炙甘草6g

自加生姜3片、大枣4枚、黄酒20mL，7剂。

按：此次患者症状为月经带经8天，即月水来过多，微痛经，考虑血虚血瘀；乏力，大便不成形提示里虚寒；发落减仍提示有上热，此上热为血虚内热的表现。胡希恕先生讲座里提到调理月经的方子，温经汤方后注，对于治疗"或月水来过多，及至期不来"有机会用。老师辨六经为厥阴太阴合病夹瘀，辨方证为温经去阿胶加苓术枣酒汤证，加茯苓白术健胃生津液，加黄酒助药力，起推动作用。老师临床应用中经常去阿胶加大枣的解释为"阿胶止血凉血祛瘀，方子里有了，吃起来不方便，价格也贵，就先不用了"，"方中有吴茱萸，味道不好喝，加大枣味道好一点吧"。

《金匮要略·妇人杂病脉证并治》第9条：问曰：妇人年五十，所病下利，数十日不止，暮即发热，少腹里急，腹满，手掌烦热，唇口干燥，何也？师曰：此病属带下。何以故？曾经半产，瘀血在少腹不去，何以知之？其证唇口干燥，故知之。当以温经汤主之。

温经汤方：吴茱萸三两，当归二两，芎䓖二两，芍药二两，人参二两，桂枝二两，阿胶二两，生姜二两，牡丹皮二两（去心），甘草二两，半夏半斤，麦门冬一升（去心）。上十二味，以水一斗，煮取三升，分温三服，亦主妇人少腹寒，久不受胎，兼取崩中去血，或月水来过多，及至期不来。

四诊 2023 年 8 月 18 日：经未行，发落多，自感人浮肿腹胀，大便不成形，右少腹痛，口干；苔白，脉细弦稍数。

辨六经为厥阴太阴合病夹瘀，辨方证为温经合桂枝茯苓丸汤证：

上方加桃仁 10g，7 剂。

按：患者表现出一侧右少腹痛，口干，脉弦稍数，考虑瘀血蓄热。这里的热是瘀血郁热，不是实热。辨六经为厥阴太阴合病夹瘀，辨方证为温经汤合桂枝茯苓丸汤证。整个方证寒热并用，祛瘀生新，适应患者整体的症状表现。

《神农本草经》谓："桃仁，味苦，平主治瘀血，血闭瘕邪，杀小虫。"

五诊 2023 年 9 月 2 日：查孕 6 周，上周感冒咳嗽，咽疼，口干，咳黄绿色痰，汗出怕热怕风，腹胀减，大便日三行；苔浮黄，脉细弦右尺大滑。

辨六经为太阳少阳太阴合病夹饮，辨方证为小柴胡合半夏厚朴去苏叶加桔杏橘汤证：

柴胡 12g	黄芩 10g	姜半夏 30g	党参 10g
炙甘草 6g	厚朴 10g	茯苓 12g	桔梗 10g
杏仁 10g	陈皮 30g		

自加生姜 3 片、大枣 4 枚，6 剂。

按：此次患者咳嗽，汗出，怕风，怕热是太阳表证；口干，咽疼，苔浮黄，为少阳郁热；腹胀，大便日三行，咳痰，为太阴里虚，寒饮上犯。辨六经为太阳少阳太阴合病夹饮，小柴胡汤和解半表半里；半夏厚朴汤以杏仁替苏叶，共生姜解表，加桔梗利咽排痰，陈皮理气又降逆止咳。

患者其间多次询问老师："怀孕喝中药有影响吗？"

老师答："怀孕了有病也得吃药啊。有病不吃药胎都保不住，咳嗽那么厉害，有感染，大多数检查出来的是新冠病毒，但还有其他的，各种病毒随时会出现的，有咳嗽的症状需要治，不治对身体不好的。"

【老师答疑解惑】

问：老师，患者初诊用二加龙牡汤合当归芍药散，我分析辨证的时候，单纯从发落、困乏、口干、四逆，推不出来是二加龙牡，您讲讲吧？

答：困乏、头发掉、四逆这些，四逆外寒里寒都可以见，这是虚弱的失精家，符合这个，时间长了，头发掉，没有劲，这是虚劳的一些表现，有口干津液伤，外寒里寒都有，大便溏里寒，外也寒里也寒，这是少阴阳明太阴合病。

问：老师，少阴阳明太阴，二加龙牡汤这样定了。而发落多，是考虑有上热、气上冲吗？

答：气上冲她有没有，有的可能不明显，她不是气上冲，有表啊。少阴表啊。

问：老师，那她的少阴不明显啊，她的外面的一些症状。

答：四逆啊，就四逆嘛。

问：少阴的表？

答：对，二加龙骨牡蛎，它就是失精家嘛，阴头寒什么，四逆也是，这是虚劳的一些表现，月经不调，说明血虚啊。

问：四诊的话，有小腹痛、少腹胀、浮肿，她已经怀孕了，但是她不知道，咱们也不知道，加了桃仁，孕妇一般禁忌这些，请问怎么考虑？加桃仁，是合桂枝茯苓丸的意思吗？

答：没事，一侧痛，就是瘀血，没关系。

问：老师，有胎，前3个月，不用考虑吗？

答：妊娠禁忌、"十八反"，有待探讨。后世中医存在的问题太多了，中医根据症状反应，灵活运用。

【临证体会】

月经不调是妇科最常见的疾病之一，西医学认为月经不调的发病机理复杂，主要是下丘脑－垂体－卵巢轴的神经内分泌功能失调，卵巢功能异常，雌孕激素分泌紊乱，导致月经周期不规律或月经出血的异常，对于月经周期紊乱，多采用孕激素、雌激素单一或联合治疗的方案，但不良反应也不容回避。

章太炎先生通过对《金匮要略》的考证，认为妇人妊娠、产后、杂病脉证并治三篇，是记载治疗妇人疾病最古之文。他指出古虽有"重胎教之道"，而不及于方药，古之名医，"扁鹊之为带下医""华佗能为李将军妻下针去死胎"，但前者未尝有书，后者之书亦不传，故《金匮要略》是为最古治疗妇人疾之书，为有关妇产科著作做了考证。

本案患者从2022年11月停经，于2023年2月去医院治疗，吃激素，然后4月在老师这里治疗，分别在6月12日、7月10日各来一次月经，后去医院检查怀孕了。3个月左右的时间从停经到怀孕，治疗效果非常明显。

治疗月经不调，老师根据患者症状特点，不是专病专方，而是"观其脉证，知犯何逆，随证治之"。月经不调的患者在不同阶段所表现的症状反应不一样，选择方剂就不一样，也就是中医的"同病异治"。

对于怀孕吃药有没有影响，老师也同样给出了答案。怀孕了有病也得吃药啊，有病不吃药胎都保不住的。

关于孕妇用药禁忌？应该根据孕妇病情的需要，注意辨证准确，掌握好剂量，方证适应即可。

如胡希恕先生在《胡希恕金匮要略讲座》中提到"无论她是已经有胎，但由于癥瘕为害而下血；或者是无胎而下血……所以我们一般的出血证，很多都是有瘀血的……癥去了，自然就不下血了。你要是止血，有时就不对了，是吧，所以他这里用桂枝茯苓丸主之"。

又如吴又可用承气汤治疗孕妇时疫见阳明腑实证，此即《内经》所谓"有故无殒，亦无殒也"。

由于瘀血导致的月经不来、不能怀孕，通过活血化瘀使其气血通畅，就可以使月经如期而至，乃至怀孕。临证之时，应严谨安全实效，"有是证，用是方"，不能被孕妇用药禁忌所束缚。

（整理：于洋，杨雅阁）

二十四、温经汤治排卵期出血案

某女，33岁。

初诊2016年12月13日：排卵期出血2年，月经后期1周，带经5天或1月，近多为1周，口干，四逆，纳可，胃脘胀，气短；苔白微腻，脉细。

辨六经为厥阴病，辨方证为温经加枣酒汤证：

吴茱萸15g	党参10g	麦冬15g	姜半夏15g
桂枝10g	牡丹皮10g	当归10g	白芍10g
川芎6g	炙甘草6g	生阿胶10g	

自加生姜3片、大枣4枚、黄酒20mL，7剂。

按：先辨六经继辨方证，患者四逆、胃脘胀、气短、苔白微腻，为里虚寒（饮）偏下；久患排卵期出血不愈，脉细，为血虚；口干，或为血虚生热，或为饮郁化热，郁热逆上；为上热下寒，属厥阴病。证属上热下寒之妇科血症，辨方证为温经汤证，《金匮要略》记载其"主妇人少腹寒，久不受胎，兼取崩中去血，或月水来过多，及至期不来"。

二诊2016年12月20日：断续出血，量时多时少，口干，无腹痛，胃脘胀不适，四逆，有时手心出汗，排卵期出血2年；苔白腻，脉细。

辨六经为厥阴病，辨方证为温经汤去阿胶加苍术生地炭黄酒汤证：

吴茱萸15g	党参10g	姜半夏15g	桂枝10g
牡丹皮10g	麦冬15g	白芍10g	川芎6g
苍术10g	茯苓15g	炙甘草6g	当归10g
生地炭15g			

自加生姜 3 片、大枣 4 枚、黄酒 20mL，7 剂。

三诊 2017 年 1 月 10 日：月经前期（12 月未行），今经行 5 天，腹疼，胃脘胀好转，四逆减，手心汗出，口中和；苔白，脉细。

上方去麦冬、生地炭，7 剂。

四诊 2019 年 8 月 3 日：上症好转，近半年又出现排卵期出血，月经后期一周，带经半月，口干轻，足凉；苔白，脉细。

辨六经为厥阴病，辨方证为温经去阿胶加术姜枣生地炭黄酒汤证。

上方加生地炭 15g，7 剂。

五诊 2019 年 8 月 10 日：足凉如前，月经净，大便如常；苔白，脉细。

辨六经为厥阴病，辨方证为温经汤去阿胶加术姜枣淫羊藿黄酒汤证。

上方去生地炭，加淫羊藿 15g，14 剂。

六诊 2023 年 4 月 12 日：排卵期出血已愈，月经前期 3 ～ 4 天，痛经，腹泻，今年发热 4 次，每次一天即愈，昨天烧作，服药后缓解，现身冷，乏力，口干，四逆，纳差，大便日一行；苔白，脉沉细。

辨六经为厥阴太阴合病，辨方证为柴胡桂枝干姜汤合当归芍药散汤证：

柴胡 12g	黄芩 10g	天花粉 12g	生龙骨 15g
生牡蛎 15g	桂枝 10g	炮姜 15g	当归 10g
白芍 10g	川芎 6g	苍术 10g	泽泻 12g
茯苓 15g	炙甘草 6g		

7 剂。

【临证体会及老师解惑】

本案中，患者排卵期出血久不愈，属西医"内分泌失调"，老师据症先辨六经继辨方证，前五诊均以温经汤化裁施治，每诊依据症状反应的细微变化灵活变通。初诊予温经汤加大枣黄酒汤后，二诊症状无明显变化，去阿胶加生地炭强壮祛瘀，凉血止血，加苓、术健胃利饮；三诊，上热不显，口中和，辨六经为太阴病，予温经汤去麦冬阿胶加苓术大枣黄酒汤证，温中降逆，健胃补虚，养血利水，祛瘀止血；三诊后，患者排卵期出血控制好转，两年后，症状复发，辨证仍为上热下寒之厥阴病，依法以温经汤治之，再次方证相应而愈。

学习胡希恕先生对温经汤的解读以及冯老温经汤医案，发现老师经常开的温经汤方药为温经汤去阿胶加苓术枣酒汤，具体方药组成：吴茱萸汤加桂、麦门冬汤去粳米、当归芍药散去泽泻、桂枝茯苓丸去桃仁，以上合方加黄酒。吴茱萸汤加桂以温中降逆，麦门冬汤以滋阴润燥健胃补虚，当归芍药散合桂枝茯苓丸以养血利水并祛瘀生新。

关于温经汤证的津虚问题，胡希恕先生解读："津液从哪儿来呢？从胃来，你得健胃，所以这个温经汤就是用吴茱萸汤合用麦门冬汤温胃补虚。"胡希恕先生还说："吴茱萸汤合麦门冬汤既温中又养液，咱们后世的说法是补胃阴，所以这个方子叫小温经汤，在调理妇人经脉的时候常有用到的机会。"

关于温经汤加大枣黄酒的问题，冯老常说："用吴茱萸加大枣，否则不好喝。""为什么加酒？活血，酒服，用酒也是活血的作用。"

关于温经汤的加减用药，若上热不明显，考虑太阴，则去麦冬；血虚有热或出血明显，不去阿胶，或加生地炭；血虚水盛明显，加苓、术，相当于合了当归芍药散，养血利水；加黄酒，推动血液循环，收到活血作用。

温经汤服药后常见"瞑眩反应"，如服药后出现腹泻，若虽有腹泻，但服药后身体舒适，机体整体向好，则考虑为服药后温化寒饮，机体祛邪外出，寒邪通过大便排出体外，非药不对症，而是方证相应后出现的瞑眩反应。关于瞑眩反应，陆渊雷先生曰："柴胡汤之瞑眩，多作战汗；泻心汤之瞑眩，多为下利；诸乌附剂，多为吐水，其他则殊无定例。"吉益东洞说："瞑眩为病毒遁去所起的一种反应症状，虽经验丰富者，亦不能知其经过，从何道而外遁也。有下剂反吐者，有用阳性振奋药反嗜睡者，有汗剂反下者。"

关于温经汤服药后的瞑眩反应，冯老亦有解释。2023 年 3 月 10 日，有一例求诊于老师的 33 岁女患者，子宫腺肌病、双侧卵巢巧克力囊肿多次手术、卵巢功能不好，性激素异常，服西药效不显，少腹凉，痛经，经量少，纳可，口中和，眠多梦，面痤少，苔白舌淡，脉细数。老师据症辨六经为太阴病，辨方证为温经汤去麦冬阿胶加苓术狗脊大枣黄酒汤证。患者服药后痛经缓解，经量较前增多，眠好转，但服药后疲劳明显，诉"吃上药以后，早上也起不来，睡觉，睡不够，很难受"。冯老说"这叫瞑眩反应"，进一步解释"你吃的药叫温经汤，我们老祖宗起的名字叫温经汤，什么意思啊？经络虚了寒了，温一温，所以这个大出血，月经不调，不怀孕，都属里虚寒，温经汤温通经络，这么个理念，所以它就起一个补的作用，补血，健胃补虚。开始吃时可能会有一定的反应，有的人吃了还拉肚子。这个药啊，你看它热补吧，有的人吃了还拉肚子，说明里面有水，吃了排出来，之后再慢慢吃，就没事了"。

黄煌教授应用温经汤经验丰富，论述详尽：温经汤是"天然的雌激素"，适用于虚性体质人群，主治不孕症、卵巢早衰、痛经、更年期失眠等，对体质偏热者慎用，体型肥胖壮实及面色红润者慎用。

（整理：杨雅阁，喻刚）

二十五、月经淋沥不止案

某女，48岁。

初诊2021年10月26日：月经不调，风湿性关节炎病史。月经淋沥1年，口干思饮，大便溏，足凉，头汗出不恶风，右膝疼，上肢关节疼，胸闷偶作；苔白微腻，脉沉细弦。

辨六经为少阴阳明太阴合病，辨方证为胶艾合二加龙骨牡蛎去归薇加苓术汤证：

生地 15g	生地炭 15g	川芎 6g	白芍 10g
茯苓 12g	苍术 10g	桂枝 10g	生龙骨 15g
生牡蛎 15g	白附片 15g	炙甘草 6g	生阿胶 10g（冲服）
艾叶 10g			

6剂。

2023年3月2日随访，患者诉服6剂药后，淋沥不尽1年的月经止，余诸症减，后月经正常，身体有力，遂未再服药。

【老师答疑解惑】

问：老师，胶艾汤、温经汤、柴胡桂枝干姜汤合当归芍药散，都是治月经出血异常的常用方证，它们的鉴别要点是什么？

答：胶艾汤证是阳明太阴合病，偏里热，是血热旺盛，因热出血，以阳明里热为主，有口干，生地是主要药，阿胶也是凉药，艾叶、当归偏温，协力止血，不是出血量大，一般不用胶艾汤，胶艾汤多为出血量大。月经不调出血，温经汤证与柴胡桂枝干姜汤证属厥阴，上热下寒，偏虚寒，柴胡桂枝干姜合当归芍药散、温经汤，多虚寒，有血虚水盛，但病位主要在半表半里。

问：方中生地与生地炭各15g，老师，生地具体应用有哪些经验呢？

答：生地特腻，生地用一半，生地炭用一半，生地炭有止血的作用，月经淋沥不断，要收敛一下，生地炭不光凉血，还有收敛的作用，有时光用生地当然也见效。黄仕沛教授用生地有体会，防己地黄汤治疗精神病，生地量小了不行，《伤寒论》记载了这些方证，我们得仔细体会，量需要大的时候就大，量需要小的时候就小。有些精神病疾患可以用大量的生地，黄仕沛教授用100g或100g以上治疗精神病。但生地碍胃，大剂量生地吃上一次两次，胃倒了，吃不下饭，时方派用生地或熟地配伍砂仁，施今墨先生的药对，用熟地加砂仁，对抗熟地滋腻碍胃的副作用。我们用的时候根据病情，用生地15g、生地炭15g，量够大了，她不是精神病疾患发狂，狂热的时候，生地得用60g、100g、200g，都有可能，有空你们看看黄仕沛教授那篇文章。

问：老师，这个患者，并无乏力症状，病在表，为什么不是太阳，而是少阴呢？

答：邪在表，还有夹湿，出现的一些疼痛，出了汗以后，人体津液虚，外邪就容易进来，邪在表，老不去，时间长了，我们说是属少阴了，并不是说根据乏力有无。大青龙汤证，太阳阳明合病，表阳证，也没劲，身体重，老想躺着，但她是大青龙汤证，也是没劲，但不能说是少阴。《伤寒论》第39条特别提出来，你别把它当成少阴，少阴病时不能用大青龙汤，要做一个鉴别。怎么鉴别呢？不能说没劲了就是少阴。大青龙汤证，津液重，阳气重在表，又夹湿，也可引起身体沉重，没劲。不能只从一个症状辨虚实，六经证有提纲，提纲里面，要从八纲的概念认识，不是从一个没劲或疼痛来辨六经。

【临证体会】

患者主诉月经淋沥不断1年。

整体分析：口干思饮，头汗出不恶风，为里有热。患者汗出不恶风，考虑阳明外证，为血虚生热，里热逼津液外出，不支持太阳中风的表虚汗出。月经淋沥1年不止，考虑血虚热扰出血。左膝疼痛，上肢关节疼，有表证，疼痛时间长，且汗出津伤，月经淋沥不断血虚，津血亏虚，邪在表，久不去，考虑病在表的阴证疼痛。大便溏，足冷，苔白微腻，脉沉细弦，为太阴里虚寒停饮。胸闷偶作，考虑为表邪里饮，水气冲逆。

治以养血清热止血、强壮解表、温阳利水除湿痹。地黄、白芍、阿胶，治在阳明，养血清虚热止血；川芎、艾叶、甘草，治在太阴，协力止血；桂枝、甘草以解外，龙骨、牡蛎强壮清热敛津液，附子振奋机能起沉衰，与茯苓、苍术为伍温阳利水除湿痹。

老师说此案辨六经为少阴阳明太阴合病，辨方证考虑胶艾汤合二加龙骨牡蛎汤加减。

（整理：杨雅阁，刘玉东）

二十六、子宫腺肌病案

某女，41岁。

初诊 2023 年 4 月 17 日：腺肌症，既往痛经，自经来潮即现，经期后期，量较多，口中和，经前身冷乏力，四逆；苔白，脉细。

辨六经为太阴病，辨方证为温经去阿胶麦冬加苓术枣酒汤证：

吴茱萸 15g	党参 10g	姜半夏 15g	桂枝 10g
牡丹皮 10g	当归 10g	白芍 10g	川芎 6g
炙甘草 6g	茯苓 12g	苍术 10g	

自加生姜 3 片、大枣 4 枚、黄酒 20mL，7 剂。

按： 先辨六经继辨方证，患者经期后期，既往痛经，量较多，结合口中和、乏力、四逆，考虑机能沉衰，血虚血瘀。无明显身疼的表证，无半表半里证，无明显的热象，结合口中和、四逆，辨六经为太阴里虚寒夹瘀，辨方证为温经去阿胶麦冬加苓术枣酒汤证。

二诊 2023 年 4 月 27 日：经行痛经较前轻，身冷不明显，足凉，面部皮肤红，不痒，热；苔白，脉细。

辨六经为太阴病，辨方证为温经去麦冬加苓术枣酒汤证：

上方加阿胶珠 10g，7 剂。

三诊 2023 年 5 月 6 日：经行疼稍减，经前身冷，足凉，口中和，唇疹。

辨六经为厥阴病，辨方证为温经加苓术枣酒汤证：

上方加麦冬 18g，7 剂。

四诊 2023 年 5 月 13 日：身冷足冷不明显，口周痤未已，口中和；苔白，脉细。

辨六经为阳明太阴合病，辨方证为当归芍药散合桂枝茯苓丸加豆苡败酱汤证：

当归 10g	川芎 6g	白芍 10g	茯苓 15g
生白术 15g	泽泻 15g	生薏苡仁 30g	赤小豆 15g
桂枝 10g	牡丹皮 10g	败酱草 18g	桃仁 10g

7 剂。

按：先辨六经继辨方证，患者经期腹痛减，此次口周痤疮，考虑血虚生热，辨六经为阳明太阴合病夹瘀，辨方证为当归芍药散合桂枝茯苓丸加豆苡败酱汤证。

五诊 2023 年 5 月 24 日：经行未见腹疼，身冷轻，足凉不明显，痤无新起，口中和；苔白，脉细。

辨六经为阳明太阴合病，辨方证为当归芍药散合桂枝茯苓丸加豆苡汤证：

上方去败酱草，14 剂。

六诊 2023 年 6 月 10 日：上月 22 日经行无腹疼，量多，足凉不明显，口周痤不明显，右耳出疖，口中和；苔白，脉细。

辨六经为阳明太阴合病，辨方证为当归芍药散合桂枝茯苓丸加豆苡酒生地炭汤证：

当归 10g	川芎 6g	白芍 10g	茯苓 15g
生白术 18g	泽泻 15g	生薏苡仁 30g	赤小豆 15g
桂枝 10g	牡丹皮 10g	生地炭 15g	桃仁 10g

自加黄酒 20mL，7 剂。

七诊 2023 年 8 月 30 日：月经日期准，B 超检查情况好转，无痛经，经前有头疼，月经量多，面痤未已，口中和，大便如常；苔白腻，脉细。

辨六经为太阳阳明太阴合病，辨方证为当归芍药加薏附败桂甘豆归炭汤证：

当归 10g	川芎 6g	白芍 10g	茯苓 15g
泽泻 15g	生白术 18g	生薏苡仁 30g	败酱草 30g
生地炭 15g	赤小豆 15g	白附片 15g	桂枝 10g
炙甘草 6g			

7剂。

【老师答疑解惑】

问：老师，子宫腺肌病这个医案，首诊，温经汤去麦冬阿胶加苓术，具体辨证您怎么考虑？

答：这个是痛经，子宫腺肌病，辨六经，她是太阴还者是厥阴呢？我们基本上辨的是太阴，加苓术，当归芍药散，因为她是血虚血瘀嘛，月经量多，口中和，经前身冷，四逆，这都是太阴为主，血虚血瘀。太阴明显，里虚寒明显的，上热不明显，我们不用麦冬了，牡丹皮、芍药也偏凉，吴茱萸、生姜，主治太阴，所以辨六经是太阴病，辨方证是温经汤去麦冬阿胶加苓术汤证，就是这么个方子。

问：老师，首诊不加阿胶，是因为阿胶偏凉药吗？二诊为什么又加了阿胶？

答：可以加，这个阿胶现在贵得很，二诊看她的情况，脸皮肤红，加点阿胶，养血。

问：老师，当归芍药散和温经汤怎么鉴别？

答：温经汤严格来说，它是厥阴病，它有麦冬嘛，我们根据它的整个方子组成，考虑是厥阴病，它有热。当归芍药散，主要是偏于太阴，它只有芍药是凉的，其他都是温的，严格来说是治阳明太阴合病，但是以治太阴为主，跟小建中汤似的，小建中汤就是治太阴病，治太阴的，但是实际它有阳明，为什么呢？它是由桂枝加芍药汤变来的，桂枝加芍药汤就是治疗太阳病出现了里的腹痛，有阳明里热，所以芍药用的量大了，芍药本来是凉的嘛，所以它有点阳明的作用，桂枝加芍药再加饴糖，变成小建中汤了，小建中汤用大量的饴糖，变成治疗里虚寒，芍药就显不出凉来了。

问：老师，温经汤，去了麦冬了，然后加上苓术，跟当归芍药散区别在哪儿呢？

答：当归芍药散治太阴，实际温经汤里有当归芍药散，它已经加减了，根据病情加减了，因为有上热，加了麦冬，没有其他的湿，没用泽泻、茯苓、白术，就这么点区别，而且它有桂枝茯苓丸，整个方子就偏于祛瘀了。

问：老师，四诊加生薏苡仁、败酱草是因为口周痤吗？

答：她脸上长痤，是上热。有痤疮嘛，加了生薏苡仁、败酱草，加减是根据六经变化，加了生薏苡仁、败酱草清上热，薏苡附子败酱散的意思。

问：老师，前几诊用当归芍药散合桂枝茯苓丸合赤豆当归散加薏苡仁败酱，没有加附子，最后七诊，月经日期准，不痛经了，整体都好多了，怎么还加了附子？

答：痘还没好啊，时间长了，可以考虑加附子，也就是赤豆、当归在一块儿，还是我们认为的薏苡附子败酱散，这是一个成方，《金匮要略》记载其治疗疮痈的，化脓的。痤疮不像脓痈那么厉害，但是机理是一样的，都是有脓有血，加强功能作用吧（振奋机能，促进排脓）。

问：老师，那为什么七诊附子加上了，前几诊不加附子呢？

答：这个看情况吧，这个里虚寒，可以加，因为有赤豆、当归，温得可以了，就不用了，当归、赤豆利湿排脓，偏于温的。

问：老师，七诊加桂枝怎么考虑呢？

答：加桂枝降冲逆，她这个是因为有头疼，有表证。

问：老师，有的患者问她口干吗，她不口干，就是唇干，这个辨证怎么考虑呢？

答：唇干，一般不当作里热，有的就是血虚，所以说每个症状都不是绝对的。

问：那这个患者，太阴明显，如果唇干的话，考虑热吗？

答：可以考虑，看情况，看唇干得厉害不厉害，这是相对的，有的是虚，口唇干燥，中医看病不能看死（板）了，小建中汤养血不养？养，白芍啊。

【临证体会】

子宫腺肌病是育龄妇女的常见病，其引起的月经过多、严重痛经和不孕，对患者的身心健康造成严重影响。从西医学看，其病因不明，治疗手段有限，除子宫切除外，保守性治疗的效果不能令人满意。

本案患者为子宫腺肌病，经老师六诊经方治疗，服药40余剂，痛经缓解，余症好转，观察3个月经周期，复查彩超子宫腺肌病好转，贫血纠正，之前月经后期，现月经日期准，七诊反馈诸症明显好转。

中医能治子宫腺肌病吗？可以治。怎么治疗呢？根据患者症状，就像老师答疑时常常说的"就看症状，根据症状特点辨证，别想病因去，那个病因，论其因不行，什么原因，找去吧，不行，也不重要，病因是什么？她着凉了，生气了？知道吗？弄不清楚。出现什么证，我们就用它。"在胡希恕经方医学体系指导下，根据患者的症状反应，先辨六经继辨方证，方证与患病机体相适应，从而解决患者的痛苦，简单有效，可操作性强。

温经汤出自《金匮要略》，常用于治疗血虚血瘀引起的妇人下血。跟诊冯世纶老师期间发现，老师会根据患者的症状表现，若上热不明显，可不用麦冬，六经归属太阴；若上热明显，加麦冬即为上热下寒的厥阴病；此为一方二法，可参考《伤寒论》第174条方后注："法当加桂四两，此本一方二法，以大便硬，小便自利，去桂也；以大便不硬，小便不利，当加桂。"由于本方吴茱萸常用量为10～15g，其味苦难下咽，加大枣可矫其味。老师经常加黄酒20mL以助药力。

关于温经汤的主治，胡希恕先生说："一般在妇科调理月经的时候，用这个方子的机会是最多的……有的时候现柴胡证，我们用柴胡汤配合当归芍药散，效果与这个温经汤都差不多。如果再有头痛、呕吐或者头晕的症状，加入吴茱萸也可以的，那么这就与温经汤的处方差不多了。"

（整理：于洋，梁栋，杨雅阁）

二十七、逍遥散合定志丸汤治眠差案

日出而作，日落而息，人的一生约有 1/3 的时间在睡眠中度过，睡眠质量对每个人的工作生活和身心健康，都有潜移默化的影响。现代社会的老龄化、工作生活的快节奏、教育学习的内卷化日趋严重，导致各年龄阶段人群的精神心理状态及睡眠状况日趋堪忧，而中老年人的问题更加严重。

我们如何应对这种问题呢？西医学镇静安眠药的"对症治疗"是一种出路，但长久用药后机体产生的依赖性、耐药性及不良反应也不容忽视；中医经方医学的"方证对应"，谨守病机，治病求于本，更是一种上策。

跟诊冯世纶老师学习，在老师的医案中寻找解决眠差不寐的有效方法，其中一个就是"逍遥散合定志丸"的加减化裁方，每次看老师遣此方药，多有困惑，老师悉心相授、传经送宝，为我们在临床中践行应用开启明灯。

让我们来看老师的三则医案。

医案一：某女，64 岁。

初诊 2023 年 5 月 17 日：甲状腺癌，2019 年术后，近手足心热，口苦，纳可，大便可，无盗汗，小便如常，后背及头冷；苔白腻，脉细弦。

辨六经为少阳阳明合病，辨方证为小柴胡加藻枯苡石汤证：

柴胡 12g	黄芩 10g	姜半夏 30g	党参 10g
炙甘草 6g	海藻 15g	夏枯草 15g	生薏苡仁 30g
生石膏 45g			

自加生姜 3 片、大枣 4 枚，7 剂。

二诊 2023 年 6 月 7 日：口苦减，手足心热，背冷已，仍头冷，眠差，大便如常。

辨六经为太阳少阳阳明太阴合病，辨方证为逍遥散合桂甘龙牡加远菖合欢汤证：

当归 10g	川芎 6g	白芍 10g	茯苓 15g
苍术 10g	柴胡 12g	炙甘草 6g	桂枝 10g
生龙骨 15g	生牡蛎 15g	合欢皮 15g	远志 10g
菖蒲 10g			

7 剂。

三诊 2023 年 7 月 10 日：口苦已，口干，手足心热，头冷已，眠可，左颈疹，或后背疹；苔白，脉细。

辨六经为太阳少阳阳明合病，辨方证为柴胡桂枝加枯石藻汤证：

柴胡 12g	黄芩 10g	姜半夏 30g	党参 10g
炙甘草 6g	生石膏 45g	桔梗 10g	桂枝 10g
白芍 10g	海藻 10g		

自加生姜 3 片、大枣 4 枚，7 剂。

医案二： 某女，50 岁。

初诊 2022 年 8 月 20 日：近失眠，易醒，足关节疼，双肩酸，大便细，不畅，日一二行，纳差，恶心，头疼；苔白舌暗，脉细。

辨六经为太阳少阳阳明太阴合病，辨方证为逍遥散合桂甘龙牡合定志丸加半夏汤证：

柴胡 12g	炙甘草 6g	当归 10g	白芍 10g
茯苓 15g	苍术 10g	桂枝 10g	生龙骨 15g
生牡蛎 15g	党参 10g	远志 10g	菖蒲 10g
姜半夏 30g			

7 剂。

二诊 2022 年 9 月 6 日：眠稍好转，易醒，夜一次，胃好转，胃左硬满，恶心已，少腹及下肢凉，下黄水痒，微汗出，足关节疼已，但凉，唇干，大便日一二行；苔白，脉细弦。

辨六经为阳明太阴合病，辨方证为肾着合当归芍药散去泽泻加参橘苡豆汤证：

炮姜 10g	苍术 10g	茯苓 15g	炙甘草 6g
当归 10g	川芎 6g	白芍 10g	党参 10g
陈皮 30g	生薏苡仁 30g	赤小豆 15g	

7 剂。

医案三：曹某，男，37 岁。

初诊 2023 年 4 月 3 日：近抑郁症，失眠早醒，每日服艾司唑仑，口干，纳可，腰酸下腹胀，气串，手凉；苔白微腻，脉细弦。

辨六经为太阳少阳阳明太阴合病，辨方证为逍遥散合桂甘龙牡加远菖合欢汤证：

当归 10g	川芎 6g	茯苓 15g	苍术 15g
炙甘草 6g	柴胡 12g	合欢皮 15g	桂枝 10g
生龙骨 15g	生牡蛎 15g	白芍 10g	

7 剂。

二诊 2023 年 7 月 19 日：失眠早醒，头晕心慌，颈出汗多，流泪，口微干，膝疼，喉中有痰；苔白根腻，脉细弦。

辨六经为太阳阳明太阴合病，辨方证为苓桂术甘加夏朴远菖膝姜枣汤证：

桂枝 15g	茯苓 15g	生白术 18g	炙甘草 6g
姜半夏 30g	厚朴 10g	远志 10g	菖蒲 10g
牛膝 10g			

自加生姜 3 片、大枣 4 枚，7 剂。

上述三例医案中，老师针对眠差的处理，均有一共同的方证为逍遥散合桂甘龙牡合定志丸汤证，虽然三例医案的处方略有不同，但大致选方一样，差别仅在具体药证而已。在老师答疑解惑后，我们才理解是逍遥散合定志丸合桂甘龙牡汤证。三例患者的症状反应，我们依稀可以觉察其病均以太阴血虚水盛为基础，但具体如何解读认识？还得老师解惑。

【老师答疑解惑】

问： 老师，您对逍遥散的主方和六经怎么认识？

答： 这里的逍遥散，是张志纯老师的经验吧，他原先教文学的，后来学中医了，教文学的文学水平高，学医学得比较快，学医经吧，总结就用四个方，这个逍遥散，"归芍苓术柴"这么记，柴胡炙甘草，就这几味药，其他川芎不用，泽泻不用。逍遥散定下来了，有时根据病情加减，睡不好觉，加枣仁、远志、菖蒲，这叫作定志丸，加人参嘛，定志丸，根据症状及用药规律，还是有一套的。后来他退休了，有一次地震前还让他到医院里讲座一次，讲的就是逍遥散的应用。逍遥散实际上就是当归芍药散变来的，加上柴胡、甘草，大概这么记忆吧，根据临床上症状来变动，它虽然用点柴胡吧，但主要是太阴病吧，血虚水盛，菖蒲、远志啊这些，可用可不用，但是治疗一些虚损病经常用。

问： 老师，那张志纯先生学医经，临床常用四个方，其中一个是逍遥散，其他三个方是什么？

答： 逍遥散、补中益气、二陈汤、香砂六君子，临床上他形成概念了。失眠的、肝郁气滞的，用逍遥散；食欲不好的，用补中益气；痰多的，用二陈汤；脾胃虚了，用香砂六君子。他是以方为主。

【临证体会】

《辞海》说，经方是"古代方书的统称。后世称汉张仲景的《伤寒论》《金匮要略》等书中的方剂为经方，与宋元以后的时方相对而言"。老师说"这是错误的，让我们现在好多人认识不到什么是经方，认为经方就是指的一个方，这是不对的。什么叫经方呢？就是治病用八纲的医药学理论体系。"老师更强调经方医学理论体系，即"用八纲论其证而治病的医药学理论体系"。逍遥散、定志丸非仲景方，按照《辞海》的解释非经方，而老师临证不拘于仲景方，同时以经方思维灵活应用后世方。

逍遥散出自宋代《太平惠民和剂局方·治妇人诸疾》中，近年来在治疗精神心理疾病、消化系统疾病、肿瘤等领域得到广泛应用，且效果显著。后世认为逍遥散为调气、调血、调水的常用方，医经派对其病机的归纳解释为"肝郁血虚脾弱"。该方萌芽于汉、成方于宋，是仲景师当归芍药散合四逆散的变方，查阅相关文献可知，宋元医家对逍遥散病机的认识以血虚为主，方中当归芍药散多于四逆散，当归应为君药，老师对逍遥散六经归属的解读是"它虽然用点柴胡吧，但主要是太阴病吧，血虚水盛"，这对于我们理解学习老师以六经辨证应用逍遥散的经验非常重要。

定志丸首载于《备急千金要方》"定志小丸"，是养心安神的基础方，也是虚损性疾病所致健忘、不寐的基础。其人参、茯苓、远志、菖蒲的组方，以养心安神的卓越功效，被历代医家推崇，在临床上广泛应用，历久不衰，主要用于虚劳相关的惊悸、怔忡、健忘、不寐。后世医家多有发挥，如《医学心悟》"安神定志丸"、《张氏医通》"加味定志丸"等。从定志丸组方用药看，人参益气养心安神，茯苓利水宁心安神，远志祛痰安神益智，石菖蒲化湿宁心开窍。其病机主要为正气亏虚、心神失养，故其临床应用多加味配伍补虚药和安神药，如加味酸枣仁、柏子仁以侧重养血安神，加味白术、山药以侧重健脾安神，加味附子、肉桂以侧重助阳宁心，加味半夏、南星以侧重祛痰安神，加味川芎、丹参以兼顾活血宁心，加味朱砂、龙牡以兼顾重镇安神。定志丸六经归属应该也是太阴病。

逍遥散合定志丸主要治在太阴，益气养血，利水宁心，安神开窍，在补津血虚利饮的同时，又兼顾柴胡剂的和法，故也可以说是少阳太阴合病，是"正气亏虚、心神失养"所致眠差的常用方证。临床上，虚证的睡眠障碍多表现为睡眠难以维持，睡眠质量差，易醒或早醒，但欲寐，但欲寐，"不得眠"；而实证的睡眠障碍多表现为入睡困难或眠中多梦，"胸满烦惊""郁郁微烦""心中烦，不得卧""心烦腹满，卧起不安""烦满不得卧""胸痹不得卧"等。逍遥散合定志丸主要治在太阴，故应该较适合睡眠难以维持、睡眠质量差的虚证睡眠障碍。

冯世纶老师在应用"逍遥散合定志丸"时,"根据临床上症状来变动"加减用药,血虚明显的眠差常加酸枣仁、柏子仁,痰饮明显的眠差常加用半夏,兼气郁的眠差则多加入合欢皮解郁安神;另外针对合并表邪里热者合桂甘龙牡汤,桂枝、甘草辛甘助阳解表降冲逆,生龙牡强壮清热并重镇安神。

(整理:杨雅阁,梁栋,喻刚)

二十八、柴胡类方治失眠案

"秋风多，雨相和，帘外芭蕉三两窠，夜长人奈何？"哀婉凄凉的南唐后主李煜想必是最容易失眠的，他生于七夕死于七夕，后人评价其"做个才子真绝代，可怜命薄做帝王"。

"无言独上西楼，月如钩。寂寞梧桐深院锁清秋。"漫漫长夜，南唐灭亡之后的李煜身为"臣虏"应是难以入睡，或彻夜难眠，或多梦易醒，"江南江北旧家乡，三十年来梦一场"，即便医圣张仲景在世，估计也难以医治李煜的失眠。

除却躯体疾病相关的失眠，临床上绝大多数的失眠都是精神心理问题，引起失眠的原因，也许患者自身比医者更清楚，对于失眠一证，求医寻药，即便医术高明，也可能"医得了一时，医不了一世"。

虽然"心病还要心药医"，但医者若能深谙经方之理，帮助患者渡过失眠之劫，也许就能助患者雨过天晴。

本文主要聚焦精神心理问题相关失眠的经方辨治，从冯世纶老师的经方医案中获取经验，让我们经方后学者能够助失眠之人渡劫。在整理冯老近期的医案中我们发现，老师应用柴胡三方证治疗失眠的频率较高，而且疗效确切，为此笔者整理了冯老相关医案并记录分析如下。

医案一：某女，46 岁。

初诊 2023 年 2 月 8 日：身疼 20 年，近一年周身窜疼，颈热，晚上睡觉常转动体位，眠差，有时盗汗，口干不思饮，工作曾压力大，有幻觉，月经正常，经前头疼，颈热背疼，大便日一二行，头皮痒或起疹，四逆，有时恐惧有人欲害之，头胀疼；苔白腻，舌淡暗，脉细弦。

辨六经为太阳少阳阳明太阴合病，辨方证为柴胡加龙骨牡蛎去铅丹大黄加术白汤证：

柴胡 12g	黄芩 10g	姜半夏 30g	党参 10g
炙甘草 6g	桂枝 24g	茯苓 15g	生龙骨 15g
生牡蛎 15g	生白术 18g	白蒺藜 18g	

自加生姜 3 片、大枣 4 枚，7 剂。

按： 患者身疼、背疼、头皮痒或起疹，有表证；时盗汗，口干，颈热，卧不宁，为阳明里热；大便日一二行，苔白腻，口干不思饮，为里有停饮，津液不得上承；余眠差、幻觉、恐惧等精神心理症状加之脉细弦，疑有半表半里证，故辨六经为太阳少阳阳明太阴合病，老师处方为柴胡加龙骨牡蛎去铅丹大黄加术白汤证。

二诊 2023 年 2 月 15 日：眠好转，周身疼稍减，紧张感明显，四逆减，肛门胀疼，有时心悸，胃脘疼，大便日二行，左侧身疼明显；苔白，舌暗不明显，脉细弦。

辨六经为太阳少阳阳明太阴合病，辨方证为柴胡加龙骨牡蛎去铅丹加术白汤证：

上方加大黄 5g，7 剂。

医案二： 宋某，女，40 岁。

初诊 2023 年 2 月 14 日：既往 2 年前子宫腺肌病，宫外孕术后，焦虑眠差。耳鸣已，眠差多梦，下肢冷，口中和，大便排出不畅，后背痤已，下肢无力；苔白，脉细。

辨六经为太阳少阳阳明太阴合病，辨方证为四逆散合当归芍药散去枳泻加桂甘龙牡远菖合欢汤证：

当归 10g	川芎 6g	白芍 10g	茯苓 12g
苍术 10g	炙甘草 6g	柴胡 12g	桂枝 10g
生龙骨 15g	生牡蛎 15g	合欢皮 15g	远志 10g
菖蒲 10g			

7 剂。

按：罹患子宫腺肌病，眠差多梦，下肢无力，大便不畅，下肢冷，苔白脉细，为太阴里虚寒之血虚水盛，老师处方为四逆散合当归芍药散合桂甘龙牡去枳实泽泻加远菖合欢汤，有逍遥散合定志丸合桂甘龙牡汤之意。

二诊2023年2月28日：眠好转，停激素后月经行（2023年1月31日就诊时月经未行），量多，腹疼轻，口中和，下肢凉，纳可，大便干，2日一行；苔白脉细。

辨六经为太阴病，辨方证为温经去麦冬阿胶加术脊枣酒汤证：

吴茱萸 15g	党参 10g	姜半夏 30g	桂枝 10g
牡丹皮 10g	当归 10g	川芎 6g	白芍 10g
炙甘草 6g	生白术 50g	狗脊 12g	

自加生姜3片、大枣4枚、黄酒20mL，7剂。

医案三：张某，女，13岁。

初诊2023年2月27日：眠差4个月，眠后累，口干，纳可，四逆，月经量大，前期1周，少腹凉，时有脘疼，大便溏，2日一行；苔白，脉细弦。

辨六经为厥阴病，辨方证为温经去阿胶加苓术枣酒汤证：

吴茱萸 15g	党参 10g	姜半夏 15g	麦冬 18g
炙甘草 6g	桂枝 10g	牡丹皮 10g	白芍 10g
川芎 6g	当归 10g	苍术 10g	茯苓 15g

自加生姜3片、大枣4枚、黄酒20mL，7剂。

按：依据症状反应，考虑患者证属上热下寒、津血不足、瘀血阻滞之证，取温经汤，清上热温下寒，强壮养血祛瘀生新。

二诊2023年3月20日：少腹凉，四逆好转，胃疼已，大便日1～2一行，不溏；苔白，脉细。

辨六经为厥阴病，辨方证为温经去阿胶加苓术枣酒柏子仁汤证：

上方加柏子仁30g，7剂。

三诊 2023 年 4 月 3 日：月经前期，量多，眠差，少腹凉已，口干；苔白，舌暗，脉细弦。

辨六经为厥阴病，辨方证为温经去阿胶加苓术枣酒生地汤证：

吴茱萸 15g	党参 10g	姜半夏 15g	麦冬 15g
炙甘草 6g	桂枝 10g	牡丹皮 10g	白芍 10g
川芎 6g	当归 10g	苍术 10g	茯苓 15g
生地炭 15g			

自加生姜 3 片、大枣 4 枚、黄酒 20mL，7 剂。

四诊 2023 年 4 月 17 日：胃脘疼已，少腹凉，唯眠差，乏力，口干，大便日一行，四逆；苔白，舌淡，脉细。

辨六经为厥阴太阴合病，辨方证为柴胡桂枝干姜汤合当归芍药散汤证：

柴胡 12g	黄芩 10g	天花粉 12g	生龙骨 15g
生牡蛎 15g	桂枝 10g	干姜 10g	当归 10g
白芍 10g	川芎 6g	生白术 15g	泽泻 15g
茯苓 15g	炙甘草 6g		

7 剂。

按：患者服吴茱萸汤月余，虽症减，但仍眠差，整体机能不足，口干，四逆，少腹凉，舌淡苔白脉细，为上热下寒并血虚水盛，老师转而处以上热下寒之柴胡桂枝干姜汤合当归芍药散。

五诊 2023 年 5 月 8 日：月经期准，量仍多，眠好转，少腹凉已，乏力明显，口干，四逆减；苔白微腻，脉细。

辨六经为厥阴太阴合病，辨方证为柴胡桂枝干姜汤合当归芍药散汤证：

上方去干姜加炮姜 15g，增生白术 30g，7 剂。

按：患者症状改善，眠好转，守方服药，继续和解半表半里，强壮清上热温下寒，并养血利水，去干姜加炮姜 15g，增生白术 30g，强化温中化饮健胃生津，治在太阴。

【临证体会一】

柴胡加龙骨牡蛎汤、逍遥散合定志丸合桂甘龙牡汤、柴胡桂枝干姜汤合当归芍药散，这三个柴胡类方证，在冯老处就诊的失眠患者中出现的频率较高。

从六经的角度来看，柴胡加龙骨牡蛎汤方证为三阳合病，以少阳阳明为主；逍遥散合定志丸合桂甘龙牡汤方证为三阳太阴合病，以太阴为主；而柴胡桂枝干姜汤合当归芍药散方证则是厥阴太阴合病。从中我们也可以看出三方病位和病性的差异。

从寒热的角度来看，柴胡加龙骨牡蛎汤方证以热象为主；而逍遥散合定志丸合桂甘龙牡汤方证与柴胡桂枝干姜汤合当归芍药散方证则均是寒热错杂，前者以里虚寒为主，而后者通常寒热并现，上热下寒；从虚实而论，则三方证均为虚实夹杂，并且依次从实到虚。从三毒而论，柴胡加龙骨牡蛎汤证兼夹痰饮内停，痰热扰心；而逍遥散合定志丸合桂甘龙牡汤与柴胡桂枝干姜汤合当归芍药散，两方都有当归芍药散，方证中都有血虚水盛的病机。

从临床上来看，柴胡加龙骨牡蛎汤方证导致的失眠病机为太阳表证、少阳郁热、阳明里热兼夹痰饮，为邪热并痰浊扰心，以"胸胁苦满、气冲心悸、二便不利、烦惊不安"为主要表现，眠差以入睡困难并多梦为主，治以和解少阳、解表利饮、清解阳明，从而安神定悸、宁心助眠。此方证因正虚不明显，而主要为邪气盛为主，精神状态多烦躁焦虑。

逍遥散合定志丸合桂甘龙牡汤方证则以正气亏虚、心神失养为主，并有饮停气郁，故以睡眠难以维持，眠浅多梦易醒为主，治以益气养血、利水宁心、解郁安神。

柴胡桂枝干姜汤合当归芍药散方证为半表半里阴证，邪郁半表半里，津液伤重，兼夹血虚和水饮，故不仅入睡困难，且睡眠质量差，晨起多困倦乏力，治以和解半表半里，强壮清上温下，养血利水。

逍遥散合定志丸合桂甘龙牡汤与柴胡桂枝干姜汤合当归芍药散，两方证均正虚明显，津伤重，精神状态多消沉抑郁。

三方均为柴胡类方，具有柴胡证，历代多数医家认为仲景所指柴胡证"但见一证便是，不必悉具"的"一证"是"胸胁苦满"，而胸胁苦满最客观的指征便是腹证。柴胡加龙骨牡蛎汤、柴胡桂枝干姜汤合当归芍药散、逍遥散合定志丸合桂甘龙牡汤，三方证腹证之"胁下痞硬"程度，即胁下抵抗感或腹肌的僵硬紧张度，应该是由强到弱。另外，三方中均有龙骨牡蛎，故临床可常见胸腹部的动悸。

【老师答疑解惑】

三方证，均用龙骨牡蛎敛浮越重镇安神，关于龙骨牡蛎的剂量，众说纷纭，老师如何解惑？

问：老师，龙骨、牡蛎 15g 和 30g 剂量，疗效差别大吗？临床生龙牡的剂量如何选择？生龙牡和煅龙牡之间有何区别？

答：生龙牡溶解度 15g、30g 差不多，好像量大一点效果好一点，也差别不太大，关键是对证。《伤寒论》里记载多少？很小，四两，折合到现在 12g。古代桂枝汤一煎三升吃多少？吃 1 升，吃三分之一。现在桂枝汤中大枣用几个？4 枚，不用 12 个，原方用 12 个，为什么用 12 个，煎 3 升吃 1 升，人家这是 1 剂药，我们现在用桂枝汤呢，一剂等于古代三分之一的量，用 4 颗大枣，所以大枣这么折算，其他的也这么折算，龙骨牡蛎用的量很小，生石膏量也不多。生龙牡主要是敛汗清热，为什么敛汗？把里热清了，不逼津液外出。煅龙牡没有清热作用，煅了以后就被破坏了，跟白芍似的，有些人喜欢写方子特好看，炒白芍、炒党参、炒白术，一溜儿炒，都是炒，认为体质寒，炒了以后就热了，实际炒了以后，白芍炒了以后，变热吗？不变热，炒了以后，凉得轻了，破坏掉白芍的成分了，可不就是凉得轻了，本身它没变，而是把药性破坏掉了。煅龙牡，有一派认为是煅了好，实际上煅了不能吃，不能吃煅过的。生石膏用煅的行吗？生石膏一煅，变了质了，就没有清热作用了，只能外用了，不能吃了。生石膏最典型了，生龙骨、生牡蛎也是，一煅，就没效了。

问：老师，《伤寒论》柴胡加龙骨牡蛎汤、桂枝甘草龙骨牡蛎汤中牡蛎后备注（熬）是什么意思？

答： 龙骨质比较松，年代多了，好煎出来，牡蛎质比较硬，不好煎出来，多煎一煎，是这么个意思。

【临证体会二】

跟诊冯老临证学习，总结发现，在失眠的众多方证之中，老师处方较多的是柴胡类方，如柴胡加龙骨牡蛎汤、逍遥散合定志丸合桂甘龙牡汤、柴胡桂枝干姜汤合当归芍药散。学习老师的经验，在临床中应用发现失眠的患者常遭遇柴胡类方。

根据对上述柴胡三方证的学习总结以及三者的鉴别要点，思考南唐后主李煜的失眠，在人生的各阶段应该是不同的。南唐亡国之前，他还是一国之主，虽应对北宋高压，但应该还不至于寝食难安，不会陷入津血亏虚的阴证，应该是烦躁焦虑失眠的柴胡加龙骨牡蛎汤证。而南唐亡国之后，李煜身为"臣虏"，遥思家国，郁郁不解，茶不思饭不想，逐渐虚羸，津血不足，陷入阴证，渐转为抑郁淡漠失眠的逍遥散合定志丸合桂甘龙牡汤证、柴胡桂枝干姜汤合当归芍药散证。

柴胡类方证为半表半里证，这让笔者想起 2023 年全国经方论坛会期间，深夜叨扰陈雁黎老师，请陈老讲柴胡类方的应用经验。陈老讲："今日来门诊看中医的患者，原发病很少，继发病和久病较多，其大多源自失治或误治，失治多变证，误治多坏病……坏病多在半表半里之少阳和厥阴，慢性病患者来看病时，多数已无麻黄汤证和大青龙汤证……来诊者的承气汤证更少……大多数慢性病都羁留在半表半里的广大胸腹腔。"这些虽然都记录在陈老所著《胡希恕伤寒论带教笔记》中，但当面听陈老娓娓道来，所得感悟理解非读书所能比。

经方医学是指以八纲论其证而治病的医药学理论体系，经方不只是局限于医圣张仲景《伤寒论》与《金匮要略》中的方证，以经方理论为指导应用后世方，亦称经方。故"从一家之言，学百家之长"，作为医者，失眠的众多方证，都要学习理解，这样才能在临证之中面对纷繁复杂的情况，可以灵活多变并从容应对。

《伤寒论》与《金匮要略》中论治失眠的经方众多，如"虚劳虚烦不得眠"的酸枣仁汤，"心中烦，不得卧"的黄连阿胶汤，"反复颠倒，心中懊侬"的栀子豉汤，"喜悲伤欲哭"的甘麦大枣汤，"心烦腹满，卧起不安"的栀子厚朴汤，"心烦不得眠"的猪苓汤，"胸满烦惊"的柴胡加龙骨牡蛎汤，"胸胁满（阳）微结"的柴胡桂枝干姜汤，"男子失精，女子梦交"的桂枝加龙骨牡蛎汤等。

《黄帝内经》治"胃不和则卧不安"的半夏秫米汤，《备急千金要方》有"读书人心血暗耗，健忘眠差"的孔圣枕中丹，《千金翼方》有"忧悲不乐，忽忽遗忘"的定志小丸，这些也是经典方。

后世治疗失眠的时方也不乏名方，如道宣和尚的"天王补心丹"，《太平惠民和剂局方》有"归脾养心丸"，《三因极一病证方论》的"温胆汤"，《韩氏医通》的交泰丸，《医学衷中参西录》有"安魂汤"等。

要知道这些方药有治失眠的作用，但不是治失眠的专用方，必须在六经辨证指导下应用，做到方证对应才能治疗失眠。

（整理：杨雅阁，喻刚）

二十九、桂枝茯苓丸和当归芍药散临床治验

在《胡希恕医论医案集粹》中收集了当年胡希恕先生诸多的专题辑要，其中"讲血痹"篇中详细叙述了先生对于治疗血痹中常用的祛瘀药物和方剂的认识，尤其是从药物的寒热、方证的虚实两个方面进行讲解令人印象深刻，受益匪浅。

得益于胡希恕先生的经验，对于临床应用最广的两大祛瘀方证桂枝茯苓丸和当归芍药散，大家容易建立起这样的认识：桂枝茯苓丸方证针对的患者大多体质偏实，实证得用桃仁、牡丹皮，因为桃仁、牡丹皮具有攻伐作用，利于实证，不利于虚证；而当归芍药散则偏虚，当归、川芎这类药是强壮性的祛瘀药，利于虚证，不利于实证。

然而，在最近跟诊冯老的过程中发现不少两方合用的案例，颇为令人费解，那到底患者是实还是虚，还是虚实夹杂？治法当攻还是守，还是攻守兼备？诸多疑问求教于老师。

医案一：某女，54岁。

初诊2023年4月7日：胸闷已，近尿道滴黄液，脐腹疼，左上腹有硬块，乏力，眠差，无明显心慌，多梦心烦，寒热不明显（上诊寒热往来），乳房胀痛，手肩关节疼，口干不思饮，小便无力，夜尿0～1次；苔白，舌淡暗，脉细。

辨六经为厥阴病，辨方证为四逆散合当归芍药散合桂枝茯苓丸合薏苡附子

散汤证：

柴胡 12g	枳实 10g	白芍 10g	炙甘草 6g
当归 10g	川芎 6g	生白术 30g	茯苓 12g
泽泻 18g	桂枝 10g	牡丹皮 10g	桃仁 10g
生薏苡仁 30g	白附片 15g		

7剂。

按：患者关节疼痛，疑有表证；寒热不明显，乳房胀痛，当属半表半里证；尿道滴黄液，口干心烦，作上热证考虑；舌淡苔白，多梦眠差，尿道滴液，脉细，应有血虚水饮；脐腹疼，左上腹有硬块，则为血瘀；综合辨六经当为厥阴病夹饮并血虚血瘀。老师处方为四逆散合当归芍药散合桂枝茯苓丸合薏苡附子散汤。

二诊2023年4月25日：上药服后大便日二三行，见少量白带，乳房胀，上腹有条索样硬块，怕风，汗出，头蒙，口干，手关节疼；苔白，脉细。

辨六经为厥阴太阴合病，辨方证为柴胡桂枝干姜汤合当归芍药散加赤豆汤证：

柴胡 12g	黄芩 10g	天花粉 12g	生龙骨 15g
生牡蛎 15g	桂枝 10g	炮姜 10g	当归 10g
白芍 10g	川芎 6g	生白术 30g	泽泻 18g
茯苓 15g	炙甘草 6g	赤小豆 15g	

7剂。

医案二：王某，女，56岁。

初诊2023年3月25日：胸闷憋气明显，心悸，汗出不多，口中和，不思饮，纳差，大便不畅；苔白，脉细弦。

辨六经为太阳少阳太阴合病，辨方证为四逆散合桂枝茯苓丸合当归芍药散汤证：

柴胡 12g	枳实 10g	白芍 10g	炙甘草 6g
桂枝 18g	生白术 60g	茯苓 15g	桃仁 10g
牡丹皮 10g	当归 10g	川芎 6g	泽泻 18g

7剂。

按： 患者汗出不多，心悸，不思饮，苔白，为外邪里饮；纳差，大便不畅，有里阴证；胸闷憋气，脉细弦，疑是半表半里证，辨六经为太阳少阳太阴合病并血虚水盛，老师处方为四逆散合桂枝茯苓丸合当归芍药散。

二诊2023年4月3日：心悸减，仍感咽中堵，易生气，嗳气不畅，口中和不思饮，大便畅，纳可；苔白，脉细弦。

辨六经为太阳少阳太阴合病，辨方证为四逆散合桂枝茯苓丸合当归芍药散加陈皮汤证：

上方加陈皮30g，7剂。

医案三： 田某，女，49岁。

初诊2018年1月27日：患者自2016年以来一直因硬皮病、关节疼就诊，现偶有腿酸，纳差，眠晚，二便调，关节痛缓解，仍有硬结，月经如期；苔白根腻，脉细。

辨六经为太阳太阴合病，辨方证为当归芍药散合桂枝茯苓丸加参橘姜汤证：

当归10g	川芎6g	白芍10g	茯苓12g
苍术10g	泽泻12g	桂枝10g	桃仁10g
牡丹皮10g	党参10g	陈皮10g	

自加生姜3片，7剂。

按： 患者多年硬皮病、关节疼就诊，此诊虽关节痛缓解，但偶有腿酸，表证仍在；现纳差、苔白根腻，为太阴病夹饮；皮肤硬结，脉细，为血虚血瘀，故六经辨证为太阳太阴合病夹饮并血虚血瘀。老师处方为当归芍药散合桂枝茯苓丸加参橘姜汤。

二诊2018年3月5日：皮肤渐软，近关节疼，经针刺后缓解，眠多梦，口中和，喉中异物感，面及胸皮肤硬减；苔白，脉沉细弦。

辨六经为太阳少阳太阴合病，辨方证为四逆散合当归芍药散合桂枝茯苓丸加合欢皮汤证：

柴胡12g	枳实10g	白芍10g	炙甘草6g

当归 10g 　川芎 6g 　茯苓 12g 　苍术 10g

泽泻 15g 　桂枝 10g 　牡丹皮 10g 　桃仁 10g

合欢皮 12g

7 剂。

另查得胡希恕先生一则桂枝茯苓丸合当归芍药散医案如下：

李某，女，32 岁，经两家医院确诊为红斑狼疮，因短期用激素治疗不效，经人介绍来诊。症状有不规则发热，面及背红肿，皮肤病变如牛皮癣样，兼有颈项腰背痛，血象变化亦明显。给予柴胡桂枝干姜汤与当归芍药散、桂枝茯苓丸合方，加生石膏 45g，药后有效，故连服药 30 余剂后复诊。面部、背部红斑基本消失，血象正常，不规则发热、颈项腰背痛消失。

（摘自《北京中医学院三十年论文选》中《胡希恕柴胡剂应用概述》一文）

【老师答疑解惑】

问：当归芍药散是针对虚证的，桂枝茯苓丸是针对实证的，临床如何合方使用？

答：因为口不干，基本上是以太阴为主，有血虚，说明月经不调，宜养血利水。一般的血和水是相对的，水盛了血就虚了，一般的当归芍药散是养血利水，不利水，水就多了，血就生不了，当归芍药散原来是这样的，它是主治太阴，是温里的，起温阳利水活血的作用。有瘀血，瘀血厉害的加桂枝茯苓丸，因为这个血瘀是相对的，虚了以后成瘀了。有热没热不一样，少腹急结，其人如狂，那种热厉害，一般没有那么热的，不是急性的，不用桃核承气，而用桂枝茯苓丸，它久有瘀血，这种瘀血时间长了，不是急性的，是偏于寒的，桂枝茯苓丸基本上是不太凉，就是牡丹皮凉，所以它起活血作用，配合在当归芍药散里，还是偏于治太阴的。

【临证体会】

桂枝茯苓丸一般被认为其病机是瘀阻胞宫（然男性亦有桂枝茯苓丸证），

胡希恕先生谓腹腔动静脉系统，六经归属为太阳阳明太阴合病，方证的治疗目标是活血化瘀，缓消癥块；当归芍药散则是血虚水盛为主，治在太阴，功效则为温中养血利水。

临床上来看，桂枝茯苓丸证患者多面舌紫暗，少腹压痛，肌肤甲错，脉实有力；当归芍药散证患者则多面色无华，腿肿乏力，腹软绵痛，脉虚沉细；故两方可通过望诊、腹诊和脉诊予以鉴别。

《中庸》之中有"执两用中"的方法论，告诉人们事物都有两端，不可只执一端，也不能执着于两端而忘了其"中"。笔者不解两方合方的运用就是犯了"执两"的错误，如果桂枝茯苓丸和当归芍药散就是血瘀之中存在于虚实的两端，那两者的合方就是其"中间态"。因此临床辨证如果兼容虚寒、血虚、水湿、瘀血这四大要素，且介于虚实之间的患者，均可考虑使用两方证的合方。

由此我们可以联想到温经汤，"温经汤用吴萸芎，归芍丹桂姜夏冬"。温经汤中既有牡丹皮和桂枝，又有当归、芍药和川芎，也可以说组方思路融入了桂枝茯苓丸和当归芍药散两方证的思想，复杂情况之中"执两用中"有所兼顾。老师临证常开的温经汤方药为温经汤去阿胶加苓术枣酒汤，具体方药组成为：吴茱萸汤加桂、麦门冬汤去粳米、当归芍药散去泽泻、桂枝茯苓丸去桃仁，以上合方加黄酒。吴茱萸汤加桂以温中降逆，麦门冬汤以滋阴润燥健胃补虚，当归芍药散合桂枝茯苓丸以养血利水并祛瘀生新。

执着于两端的毛病一直伴随着笔者学习中医的过程，以前，不见舌红苔黄脉数不敢辨为热，不见脉沉细微不敢辨为虚，苔不厚不腻不敢断言水饮，故舌不红不敢用黄连阿胶汤，脉不微不敢用当归四逆汤，苔薄不敢用半夏。这里面伴随着笔者的三个误解：一是孤证不立的问题，经方的辨证是"合参"而不是"独断"，仅依靠某一症状就给出八纲的结论往往误差很大；二是方证的表达方式有典型和不典型，对于临床的不典型案例，不能按图索骥，照搬照抄；三是尤其在当今，病情复杂，诸证杂合的状态下，合方和加减的变化往往使得方证的表达更趋复杂，大量临床之后则发现两端不常见，而居中常见，因此，更需要践习中医之人知常达变，于细微之中见真章。

【诸家论述】

欧阳卫权教授：桂枝茯苓丸治疗的是瘀血证偏实证，瘀血证偏虚证虚寒采用的是当归芍药散，介于两者之间的状态，就可以将两方合用。

赵明锐教授《经方发挥》：在临床上反复试验的结果，此二方（即桂枝茯苓丸和当归芍药散）中不论单用哪一个方剂，所治妇女月经、妊娠等病证，都有一定的疗效，但也都有一定的局限性，不如将两个方剂合并起来使用，疗效既好，治疗范围又为广泛。

（整理：喻刚，杨雅阁）

三十、大青龙汤治鼻炎案

医案一：某男，25岁。

初诊2023年3月25日：感染新冠病毒后过敏性鼻炎加重，眼鼻干涩，遇冷流涕，身痒头痒，无汗鼻塞，怕冷，无精神，头晕烦躁，胃痛不能饮水，半夜渴醒亦不能饮水，尿频，少腹拘紧，会阴胀，腰酸疼，大便日二行，夜尿无；苔薄白，脉细弦。

辨六经为太阳阳明太阴合病，辨方证为大青龙减麻黄加桔苡术荆白汤证：

麻黄 10g	桂枝 10g	杏仁 10g	炙甘草 6g
桔梗 10g	生薏苡仁 30g	白蒺藜 15g	苍术 18g
生石膏 45g	荆芥 10g		

自加生姜3片、大枣4枚，7剂。

按：患者遇冷流涕，身痒头痒，无汗鼻塞，怕冷，脉细弦，表实证当确凿无疑；眼鼻干涩，烦躁，半夜口渴，应有阳明里热为患；头晕，为水饮上冲蒙蔽清窍，尿频，少腹拘紧，会阴胀，腰酸疼，则为水饮为患于下；辨六经为太阳阳明太阴合病夹饮，老师处方为大青龙减麻黄加桔苡术荆白汤。

二诊：患者诉服药后鼻炎已，鼻眼痒，余症随证治之。

医案二：郑某，女，33岁。

初诊2023年5月8日：鼻炎1月余，鼻塞流涕，近见黄涕，汗出不多，恶寒，口干，手热，大便溏日一行，下颌痤；苔白，脉沉细弦。

辨六经为太阳阳明太阴合病，辨方证为大青龙加苡败桔术汤证：

麻黄 18g	桂枝 10g	炙甘草 6g	杏仁 10g
桔梗 10g	生薏苡仁 30g	败酱草 18g	苍术 18g
生石膏 45g			

自加生姜 3 片、大枣 4 枚，7 剂。

按：患者鼻塞流涕，汗出不多，恶寒，脉沉细弦，为表阳证；流黄涕，口干，手热，下颌痤，有阳明里热；大便溏，苔白，为里虚寒；故辨六经为太阳阳明太阴合病，老师处方为大青龙加苡败桔术汤。

二诊 2023 年 6 月 17 日：鼻塞减，黄涕已，开空调则鼻塞，口干，下颌痤已；苔白，脉细。

辨六经为太阳阳明太阴合病，辨方证为大青龙减麻黄加苡败桔夏术汤证：

麻黄 10g	桂枝 10g	杏仁 10g	炙甘草 6g
桔梗 10g	生薏苡仁 30g	败酱草 18g	姜半夏 30g
苍术 18g	生石膏 45g		

自加生姜 3 片、大枣 4 枚，7 剂。

医案三：韩某，女，8 岁。

初诊 2023 年 6 月 10 日：咳嗽 4 个月，鼻塞，流涕，白黄皆见，口干轻，汗出多，盗汗，纳差，大便 2～3 或 7 日一行；苔白根腻，脉弦细。

辨六经为太阳阳明太阴合病，辨方证为大青龙减麻黄加苡败桔术陈汤证：

麻黄 10g	桂枝 10g	杏仁 10g	炙甘草 6g
桔梗 10g	生薏苡仁 30g	败酱草 18g	生白术 30g
生石膏 45g	陈皮 30g		

自加生姜 3 片、大枣 4 枚，3 剂（日半剂）。

按：患者咳嗽、鼻塞、流涕，汗出多，脉弦细，为表阳证；流黄涕，口干轻，盗汗，阳明里热明显；纳差，大便 2～3 或 7 日一行，疑为里虚寒所致的便秘而非胃家实，苔白根腻，有饮；故辨六经为太阳阳明太阴合病夹饮，老师处方为大青龙减麻黄加苡败桔术陈汤。

二诊：患者诉服药后鼻塞减，咳减，盗汗减，余症随证治之。

【临证体会】

整理冯老的医案，发现以"鼻塞、流涕"为主诉的医案，老师多辨六经为太阳阳明太阴合病，并处以大青龙汤加减，主方多为大青龙汤或大青龙汤减麻黄，然而部分患者的四诊信息中大青龙汤的"四大证"（发热、恶寒、不汗出、烦躁）大都不具备，老师何以施用大青龙汤这一险竣之剂，颇令人费解。

有关这一疑问，笔者在查阅资料，结合具体医案问询老师后，老师的答疑，上述疑惑才得解开。

费维光先生《中医经方临床入门》一书中有篇《大青龙汤及其医案》的文章，文中论述了大青龙汤应用上的广泛性和临床上的卓效性。费维光先生认为，对于外感病，只要不是少阴病的脉微细或微弱，都可以用大青龙汤，"遇上不恶寒、或反恶热、自汗与不自汗的外感病，皆与大青龙汤治之，效速者一剂而愈，迟者需要六七剂而愈，但人数甚少"。这是个颠覆性的认识。

《伤寒论》第38条："太阳中风，脉浮紧，发热恶寒，身疼痛，不汗出而烦躁者，大青龙汤主之。若脉微弱，汗出恶风者，不可服之。服之则厥逆，筋惕肉瞤，此为逆也。"

《伤寒论》第39条："伤寒脉浮缓，身不疼，但重，乍有轻时，无少阴证者，大青龙汤发之。"

大青龙汤是大发汗法的代表性经方，是麻黄汤与越婢汤的合方，麻黄大量用，是六两，大青龙汤麻黄剂量远大于桂枝。而费老《大青龙汤及其医案》文中麻黄剂量少于桂枝，虽然药味相同，但麻黄量少于桂枝的"大青龙"，是否还是那个大发汗法代表性方剂的大青龙呢？

关于大青龙汤，胡希恕先生解读："大青龙汤发汗最厉害，你看看用量就知道了，麻黄是六两，一剂是三服，古人开的一剂是三服药，六两就是六钱了，我们现在用六钱，麻黄（量）够重的了。同时麻黄配合桂枝，我们方才讲了，那是发大汗的，又加上杏仁、生姜，这都容易发大汗。但是有石膏，也清里热，石膏阻碍麻黄发汗，所以麻黄配伍石膏是不发汗的。但是麻黄大量用，它要出大汗了，所以麻黄不能轻量用，轻用反倒不出汗，非大量用不可。"

在跟诊冯老期间，对于老师处方"大青龙汤减麻黄"的相关问题，老师曾回答："麻黄是脉浮紧嘛，身重非常厉害，表证明显，他这个属慢性病，表证不明显，当然麻黄就不用那么多了，它相当于是桂枝二越婢一汤。有的人，脉浮紧，鼻塞得厉害，此时麻黄就要用18g。"查阅老师的"大青龙汤减麻黄"相关医案中，脉象有脉细、脉细弦、脉沉细弦、脉细弦数等。老师表达的意思"大青龙汤减麻黄，麻黄不用那么多了，它相当于是桂枝二越婢一汤"，这里面体现着老师对《伤寒论》理解的重要思想：存津液。因为桂枝二越婢一汤是小发汗法的代表性经方。

《伤寒论》第27条："太阳病，发热恶寒，热多寒少，脉微弱者，此无阳也，不可发汗，宜桂枝二越婢一汤。"

我们再看胡希恕先生对桂枝二越婢一汤的解读："这个方药（桂枝二越婢一汤），要是表里都有点热，可以用，但是它在发汗药之中是最轻最轻不过的方药了。所以他搁个'可发汗'，这个（不可发汗）专指的是麻黄汤。你说太阳病发热恶寒，真正的表证无汗，我们一般常打算用麻黄汤。所以这个"脉微弱，此无阳也"，是万不能发汗，不能用麻黄汤……'此无阳也，不可发汗'，桂枝二越婢一汤是不是发汗药？我说可不一样，它有所指，这本书说不可发汗，都是指的麻黄汤。那么这个地方（假如）用麻黄汤就了不得了，那非坏不可。所以说"脉微弱者"就是亡失津液，这不能用麻黄汤来大发汗，根据这种病情只能够稍稍地清肃其表里而已，所以用桂枝二越婢一汤。"

根据老师的医案和经验以及费维光先生的文章，真正开鼻窍最好的药还是麻黄，而不是后世的辛夷、苍耳子之类的，麻黄类方是鼻塞流涕的高效首选方证，如大青龙汤、桂枝二越婢一汤、麻黄附子细辛汤等。老师对此有进一步发挥，即在此基础上，加半夏、苍术、桔梗、薏苡仁、败酱草等，降逆化饮，祛湿排脓，排除浊液，效果更好，但具体药物的加减，如何选择，临床还需"有是证，用是药"。

在麻黄类方中，具体选择哪个方证，是对《伤寒论》津液观的思辨。

总之，整本《伤寒论》的辨证施治是气血津液在正邪交争中的进退，六经八纲方证的思辨就是围绕疾病背后病机，即津液盛衰、输布和循行异常。

（整理：杨雅阁，喻刚）

三十一、产后痹症案

某女，36 岁。

初诊 2023 年 2 月 25 日：2022 年 6 月流产后，生气受凉，出现足跟疼，膝关节蹲起不便。现症：手面稍肿，怕冷风，肘关节不适，怕风，踝关节怕风，肩关节怕风，周身灼疼不适，胸部有时麻痹，大便溏，日三行，口中和，月经量少；苔白，脉沉细。

辨六经太阳太阴合病，辨方证为桂枝加黄芪加苓术汤证：

黄芪 18g	桂枝 10g	白芍 10g	炙甘草 6g
苍术 10g	茯苓 15g		

自加生姜 3 片、大枣 4 枚，7 剂。

按：患者周身各个关节怕风，足见恶风严重，周身灼疼不适，足跟疼，膝关节蹲起不便，其证在表的依据充足；手面肿，大便溏，苔白脉沉，为太阴病夹饮；胸部有时麻痹，考虑津虚并水气冲逆所致；老师辨六经为太阳太阴合病，辨方证为桂枝加黄芪加苓术汤证。

二诊 2023 年 3 月 3 日：指关节肿疼已，肿消 80%，活动欠灵活，身冷，汗出不多，恶风，大便日二行，口中和；苔白腻，脉细沉。

辨六经为少阴太阴合病，辨方证为桂枝加黄芪加苓术附汤证：

上方加白附片 15g，7 剂。

按：二诊虽然肿疼明显减轻，但是依然身冷，恶风，汗出不多，苔白腻，脉细沉，仍为外邪里饮，鉴于此病已迁延半年有余，老师改从阴证入手，辨六经为少阴太阴合病，辨方证为桂枝加黄芪加苓术附汤证，加附子温阳强壮，配合桂枝加黄芪汤，强壮解表，配合苓术温阳利寒饮。

三诊 2023 年 3 月 17 日：指关节胀，近腰背疼，腰骶疼，身冷不明显，恶风，大便日一行，口微干，足肿；苔白，脉细。

辨六经为少阴太阴合病，辨方证为桂枝加黄芪加苓术附防汤证：

生黄芪 18g	桂枝 10g	白芍 10g	炙甘草 6g
苍术 18g	茯苓 12g	白附片 18g	防己 10g

自加生姜 3 片、大枣 4 枚，7 剂。

按：三诊身冷减，表阴证减，但依然恶风，且腰背疼，腰骶疼，脉细，说明少阴病尤在，指关节胀，足肿，苔白，仍合并里饮，故老师辨六经为少阴太阴合病，辨方证为桂枝加黄芪加苓术附防汤证，加防己增强利水作用。

【老师答疑解惑】

问：老师，您能不能结合《伤寒论》第 20 条给大家讲讲桂枝汤、桂枝加附子汤是如何通过发汗达到止汗目的的？

答：《伤寒论》第 20 条怎么理解？应该先理解桂枝汤，桂枝汤是通过发汗的机转以起到解表作用的，它因为原先有汗出，汗出是因为什么？胡希恕先生引用了《素问》"阴阳交"这一段，胡老引用了《内经》的一些内容，桂枝汤引用的"阴阳交"的这一段非常精彩，非常合理。因为桂枝汤是汗出、恶风、发热，为什么呢？引用的"阴阳交"这一篇，汗出是人体的津液精气，汗出之后表应该解了，如果抵抗力强的时候，表应该解了，但是因为虚，胃气虚，通过出汗以后表解了一些，但是人体虚了，所以外邪又进来了，所以精气却，这样老反复汗出而病不好，为什么呢？就是因为精气虚，所以用桂枝汤干什么？健胃生津液，强壮胃，津液足了，陶（有强）校长比喻为"雄赳赳，气昂昂，跨过鸭绿江"，打仗去了，这是前卫，后面的仁人志士是什么，是生姜、大枣、桂枝，这些甘温健胃生津液的，不光前面要打，后面内部也要加强建设，加强军备后勤，后勤强了，抵抗力强了，外邪再进来，身体能抵抗住了，这样也就不出汗了。桂枝汤是通过健胃生津液发汗而止汗，这是桂枝汤原文的病因、病机。桂枝汤的作用理解了，再来理解桂枝加附子汤。桂枝加附子汤的原文中出汗更厉害了，遂漏不止，没有尿了，掣痛不得屈伸，关节疼得厉害，这是什么？表证更厉害了。那表证厉害了是麻黄汤证还是桂枝汤证？还是桂枝汤证，由桂枝汤证变成了桂枝加附子汤证，它有桂枝汤的基础，仍然可以用"阴阳交"的理论去解释，可以讲得通。就是因为出汗，胃气不足，抗病能力不足，所以还是在桂枝汤的基础上更加一步，加附子，附子不光强壮固表，还有健胃治里的作用，四逆汤干吗呢？附子是治里的，里阴证，加强祛里寒的，也有强壮作用。桂枝汤发汗解表固表，加附子更能固表。

胡老治结核性胸腹炎高热例，陶校长戏称为"四渡赤水案"中的自汗盗汗，非常厉害，患者患"肠结核、胸结核"，是个中学老师，我见过他，老出汗，这种状态是什么？营卫不和了，自汗没完，出了汗解表了，外邪又进来了，不光是自汗还有盗汗，津液伤得厉害，表虚得越来越虚，不光自汗而且盗汗，急则治其里，用附子粳米汤治里寒，里寒好了，出汗多怎么治呢？用黄芪建中汤，表里同治了，不是单纯的桂枝汤了。黄芪建中汤是小建中汤加黄芪，黄芪也是解表固表，仍是用《素问》"阴阳交"完全解释得通，为什么呢？它因为表虚不固而汗出，所以我们要解表祛邪，健胃生津液。黄芪通过发汗祛邪同时也固表，这个固表怎么固呢？黄芪是通过健胃生津液来固表的，不是直接止汗，因为直接止汗是止不住的，而是通过加强了胃气，抵抗力强了，出了汗，祛邪外出了，外邪再也进不来了，表没了，汗也没了，是这么个道理。桂枝加附子汤出汗多就是因为表虚不固，健胃生津液之后，出了汗之后，表解了，里也固住了，营卫和了，胃健了，胃气强了，就能抵御外邪，只有去了邪气以后才能固，祛邪为先，解表为先。回去看看胡希恕先生关于桂枝汤的作用机理就可以理解了，加上附子实际上是同样的道理。

问：桂枝加黄芪汤与桂枝加附子汤，两者都有身疼、怕冷、汗出、恶风这种情况，而且也都有比较虚弱的这种状态，二者的症状反应相似，这个患者初诊时我考虑是"桂枝加附子汤"，而您开了"桂枝加黄芪加苓术汤"，关于桂枝加黄芪汤与桂枝加附子汤，两个方证在临床上具体如何鉴别？

答：这个问题提得很好。说到鉴别了，每个药有每个药的适应证。桂枝汤大家都知道是发汗止汗的，是调和营卫的，黄芪呢，咱们是受后世李时珍的影响，认为黄芪是补气之长，认为是补气，而忽略了解表的作用，其实黄芪是解表固表的药，和桂枝是一类的，它比桂枝更治虚。桂枝是怎么来解表的？是和生姜、大枣、甘草这些一起温胃健胃生津液，卫气足了以后抗邪外出，有抵抗力，邪就不再进来了，这样达到发汗止汗的作用。桂枝是这样的作用，桂枝汤是发汗解表，黄芪也是这样的作用，区别在哪儿呢？它比桂枝汤更恶风一些，因为它比桂枝汤更补一些，更补中益气，更强一些。它不同于人参，人参是补胃的，没有固表的作用，黄芪是健胃生津液，也有固表的作用，通过健胃生津液发汗解表。黄芪，《神农本草经》中记载它是治疮肿、疮痒、水肿的，为什么？它有补中益气、解表利水的作用，不是像李时珍说的以补气为主，这个补气在经方来说就是健胃解表固表的作用，它比桂枝汤证的临床表现汗出恶风更明显，桂枝汤证就汗出恶风，而加黄芪呢，说明汗出恶风更明显。黄芪还有解肌利尿的作用，跟桂枝不一样，桂枝在排脓上不行，黄芪排脓、利湿、利水肿，防己黄芪汤就是治在表的水肿，黄芪有利水排脓的作用，多一个这个。

桂枝加附子汤主要是温阳强壮，附子温阳强壮看配合什么药，它配上解表的药如麻黄、桂枝起解表的作用，配上干姜、人参有治里的作用治太阴，所以单纯说它没有解表的作用。桂枝加附子汤，主要是桂枝汤治疗汗出恶风，加上附子治疗少阴病的汗出恶风，更强了，它跟黄芪不一样，黄芪是解表，是恶风明显，有这些区别。另外，黄芪还有利尿排脓的作用，而附子不明显，当然一些虚寒性的脓，如薏苡附子败酱散，它也有排脓的作用，跟其他药配合也有一定的作用。黄芪是治疗太阳表证的，不是治疗阴证的，这点黄芪和附子又不一样。黄芪与桂枝在一块儿了是解表，治疗恶风更明显的表证，附子不是治疗出汗的，汗出恶风多的时候用黄芪，有这个区别。

还有一点吧，我想到的，可能应该这样说，就是黄芪和附子，恶风明显的用黄芪，寒明显、疼痛明显的用附子。

【临证体会】

本案有两个方面值得回味，一是老师为何首诊时辨为表阳证，而就在一周之后的二诊则辨为表阴证？是病情发生了变化还是另有隐情？笔者揣摩，根据症状反应，辨证或在阴阳两可之间，初诊用桂枝加黄芪汤投石问路，患者二诊虽然有效，但是为求疗效更进一步，于是老师果断随证修正辨证思维，改从阴证着手，这样的例子在老师的临床中并不鲜见。

二是如何理解桂枝加黄芪汤与桂枝加附子汤？根据老师解惑，一是如何理解桂枝汤，二是如何理解黄芪和附子在经方中的药证，三是六经层面的阴阳之辨。

桂枝汤证，冯老已经做了详细的讲解，在笔者看来，则好比一个内忧外患的国家局势，国家积贫积弱（里虚），虽能战（汗出），但是外敌环顾，无力祛邪，屡败屡战，最终能够稳定局面，扭转乾坤的，对内靠政权（桂枝汤）励精图治，对外要靠邦交国（黄芪或附子），进一步补虚固表，并温阳强壮。

陶有强师兄理解：桂枝汤、桂枝加黄芪汤、桂枝加附子汤，首先要理解桂枝汤证，然后桂枝加黄芪汤证比桂枝汤证还虚，但是还没有衰到桂枝加附子汤证的程度，桂枝加黄芪汤证比桂枝汤证往前进一步，如果再进一步就是桂枝加附子汤证，陷入阴证了。黄芪证，表虚汗出恶风比较明显，还可能有水停有饮，如防己黄芪汤证，还可能有疮痈，临床会诊如外科或骨科术后切口老不愈合，辨证后加黄芪；有时水汪汪的，积液很多，澄澈清冷，薏苡附子败酱散，加附子强壮排脓。

彭鸿杨师兄体会：桂枝汤、桂枝加黄芪汤，虽然都属于表阳虚，但是在虚的程度上，桂枝加黄芪汤比桂枝汤更胜一筹；而桂枝加附子汤，适合于表阴虚证；桂枝汤、桂枝加黄芪汤在方证层面的区别属于量变，而桂枝汤（包含桂枝加黄芪汤）与桂枝加附子汤在方证层面的区别属于质变。此处所言阳虚是阳证中的虚证，阴虚为阴证中的虚证，非时方体系中的阳虚证、阴虚证。

如何区别桂枝加黄芪汤和桂枝加附子汤在方证层面具体一些症状的差异，六经层面可能还是阴阳之辨，还要辨阳性证和阴性证，桂枝加黄芪汤证虽然也虚，相对还是阳证，而桂枝加附子汤证是个阴证，临证当中也可以合用，即桂枝加黄芪加附子汤。《伤寒论》第20条讲，可能正汗出，或汗出乏源，津虚无汗可出，四肢拘急、难以屈伸，小便难，这种情况下，依然可以用桂枝加附子汤。桂枝加附子汤证可以有明显汗出，也可以没有明显汗出，因为汗出乏源，津虚无汗可出。

"他山之石，可以攻玉"，黄煌教授对于黄芪药证的研究，也为桂枝加黄芪汤的理解和临床应用提供了指导。黄煌教授认为黄芪的经典主治为汗出而肿，肌无力。也就是气虚自汗，而且肌肉松软无力，体虚胖，腹大而松软，腹诊时按之无抵抗力，舌多淡胖。

吉益东洞在《药征》中总结附子的药证为附子主逐水也。故能治恶寒、身体四肢及骨节疼痛，或沉重，或不仁，或厥冷，而旁治腹痛、失精、下利。黄煌教授则认为附子主治脉沉微与痛证。

（整理：杨雅阁，喻刚，陶有强）

三十二、过敏性鼻炎并早泄案

某男，36岁。

初诊2022年3月18日：早泄8年，每逢春秋过敏，眼干痒，咽痒，早起明显，喷嚏鼻痒，流涕带血，恶寒，四逆，大便可，小便可，夜尿无；苔白，脉细。

辨六经为太阳太阴合病，辨方证为桂枝加荆防白豆归苓术汤证：

桂枝10g	白芍10g	炙甘草6g	荆芥10g
防风10g	白蒺藜15g	赤小豆15g	当归10g
生白术18g	茯苓15g		

自加生姜3片、大枣4枚，7剂。

按： 患者早泄8年，四逆，脉细，可知体质层面具有阳虚、血虚的特征，现恶寒、喷嚏、眼痒、咽痒、鼻痒，其证在表；流涕，苔白为有饮；故辨六经为太阳太阴合病，辨方证为桂枝加荆防白豆归苓术汤证，其中桂枝汤加荆、防、白解表止痒，赤豆当归散养血利水，再加苓术温阳利饮。

二诊2022年3月25日：鼻痒、喷嚏显减，眼痒减（8成），偶有清涕，四逆，口中和；苔薄白，脉细。

辨六经为太阳太阴合病，辨方证为桂枝加荆防白苓术沙苑狗脊汤证：

桂枝10g	白芍10g	炙甘草6g	荆芥10g
防风10g	白蒺藜15g	生白术18g	茯苓15g
沙苑子10g	狗脊15g		

自加生姜3片、大枣4枚，7剂。

按： 鼻痒、喷嚏显减，眼痒减（8成），可知表证已轻；偶有清涕，四逆，苔薄白仍为外邪里饮；故辨六经为太阳太阴合病，辨方证为桂枝加荆防白苓术沙苑狗脊汤证，考虑患者久病，加沙苑子、狗脊强壮温阳补益。

三诊 2022 年 4 月 1 日：鼻痒已，眼痒已，耳鸣，静时明显，口微干，四逆；苔白，脉细。

辨六经为少阴阳明太阴合病，辨方证为二加龙骨牡蛎加苓术狗脊汤证：

桂枝 18g	白芍 10g	白薇 12g	生龙骨 15g
生牡蛎 15g	苍术 15g	茯苓 15g	白附片 18g
炙甘草 6g	狗脊 15g		

自加生姜 3 片、大枣 4 枚，7 剂。

按：患者虽然鼻痒眼痒已，但是两诊之后四逆依旧，并新增耳鸣，口微干，结合苔白，疑为水饮上冲并化热所作，故调整思路，辨六经为少阴阳明太阴合病，辨方证为二加龙骨牡蛎加苓术狗脊汤证。

四诊 2022 年 4 月 8 日：偶有喷嚏，耳鸣，四逆，鼻起疮，大便正常，右足凉；苔白，脉细。

辨六经为太阳少阳阳明太阴合病，辨方证为四逆散合苓桂术甘加苡败桔龙牡汤证：

柴胡 12g	枳实 10g	白芍 10g	炙甘草 6g
生薏苡仁 30g	败酱草 18g	桔梗 10g	桂枝 15g
茯苓 15g	生龙骨 15g	生牡蛎 15g	苍术 18g

7 剂。

按：虽历经三诊，服药 21 剂，但是四逆这个症状仍然没有得到改善，所以老师转而从少阳病四逆散证的四逆来考虑；另外患者偶有喷嚏，鼻起疮，右足凉，耳鸣，苔白，综合辨证仍为外邪里饮；故辨六经为太阳少阳阳明太阴合病，辨方证为四逆散合苓桂术甘加苡败桔龙牡汤证。

【老师答疑解惑】

问：老师，这个曹某，首诊、二诊辨为表阳证，处方为桂枝汤加荆防白加味，首诊二诊有效，三诊却重新辨为表阴证，转方为二加龙骨牡蛎加苓术狗脊汤，您这是如何考虑的？还有产后痹症案的女患者张某，初诊是桂枝加黄芪加苓术汤，二诊患者症状减轻后加附子，为什么初诊不加附子呢？

答：这两个病例啊，临床经常碰到，临床有些病的辨证不是那么容易、那么明显的。有的一看，那是表的阳证，我们就用桂枝汤加荆芥防风吧，恶风得厉害就加黄芪，这是属于阳证，治疗有效还应该接着治，应该是这样。但是我们临床辨证确实有些困惑，辨得并不是太清楚。我们讲少阴病的时候，我有这样的想法，阳证和阴证有时候难以精准辨析，临床上经常碰到这种，看上去是阳证，但是效果不好，我们改变思路，是不是阴证？所以我们依据症状辨证没有百分之百的把握，即使有多少年的经验，也做不到百分之百正确，所以要认识到中医也是有缺点的，有不足的地方，我们办不到百分之百精准。

临床上见效了，就不辨了，那是不对的，因为他症状变了，患者症状不一样了，症状是变阳了还是变阴了，要思考，思考过程当中有的考虑扶正，有的症状减轻了，辨六经是没变，我们就加黄芪，加防己，加荆防白，如果我们考虑时间长了，这个患者虚了，尤其是有些湿疹，时间长了，老不见效，是不是有些阴证啊？那就不光是表阳证，是表阴证了，按阴证治就加附子，例如薏苡附子败酱散。有时治疗湿疹，荆防白就行了，见效了，有的再来时见效不明显了，认为可能不是阳证是阴证了，所以加薏苡附子败酱散，那就变成了少阴阳明太阴合病，出于这方面的考虑，六经证变了，我们要加附子，如果是恶风比较明显，还是太阳证，桂枝不够，我们加黄芪；如果是六经变了，我们就考虑按表阴证治了，应该是这么思考的吧！但是临床有些症状是不明显的，考虑来考虑去，这个患者这么长时间不见效，应该是阴证吧！有的时候按阴证治，是不是阳证呢？也有这种可能，这就看你辨证的能力了，根据当时患者的情况来考虑，辨证的准确度在于你的经验，在于掌握的问诊情况和辨证的能力，有时候辨不对，有时候辨对了，上次有效，这次你考虑不变吗？这就看情况了，虽然有效了，但是效果不太好，我让他再好一点吧，变阴了，我就加附子，尤其是关节疼痛，你看胡老关于痹症有一句话大伙都知道："痹症始终离不开少阴。"所以有些关节疼痛我们按太阳治，如麻黄加术汤，桂枝汤加苓术，对阳证的关节疼有效；但是时间长了，疼得厉害了，光用苓术不行，得加附子，那是什么？不是太阳，是少阴了，从六经上来考虑不一样了，所以前面麻黄加术汤治得有效，但是效果不太好，疼得厉害，少阴吧！还是根据症状反应辨证。所以辨证对不对，那要看实际经验，临床上有辨不准的，加减有时候加不对的，临床上要想取得好的效果，就得辨六经辨得准确，辨方证辨得准确，加哪一个药，去哪一个药。《伤寒论》给我们做了示范，有桂枝汤证的时候用桂枝汤，有桂枝加桂汤证的时候用桂枝加桂汤，有桂枝去芍药汤证的时候用桂枝去芍药汤，有桂枝去芍药加附子汤证的时候用桂枝去芍药加附子汤，从理论上我们确定了"有是证，用是药"，但是要想做到这一点得靠我们的经验了，我们的认识准确不准确，确实是有这个可能，所以在临床上可能有时候加减是错的，有的是对的。

问：临床上对于有些疑难杂病，比如说表阳证或表阴证，我们区别不太明显的时候，刚开始考虑表阳证，用桂枝汤投石问路，第二诊的时候再修正我们的思维，是不是这个意思？

答：可以，应该是这样。因为不典型，像胡老会诊的非典型肺炎，那会儿有些医生论其因，清热解毒，辛凉解表，辛凉轻剂不行，辛凉平剂也不行，辛凉重剂，老是辨病因，论其因，治疗不见效。后来胡老治疗的时候，患者症状非常明显，口苦，咽干，往来寒热，盗汗，自汗，心烦，胸胁疼，很明显，那就少阳阳明合病，小柴胡加生石膏，一剂就行了，看得准确，用药也准确，这是很典型的。如果不典型，这就看我们对于仲景书的六经理论的掌握，对每一个方证的认识要清楚，每一个方证的加减也要清楚，这样就能做到准确了。这就需要临床反复的实践，始终理会才能做到，必有这么一个过程。

【临证体会】

经方的诞生毕竟是在两千年前，虽然说是大量临床试验的成果，是治病规律的总结。无需在"是否科学"的层面纠缠争辩，但是那个时期终归没有科技的手段和仪器，所以经方医学注定是经验医学。这种经验医学的准确度受到诸多方面的影响，其中四诊的采集、六经的辨别、方证的选择、药味的加减、药量的调整，还包括药物的质量、煎煮服用方法等均影响到临床的疗效。

既然中医将患者定义为具有"偏性"的人体，那么方剂的主要作用就是

"以偏纠偏"，也就是说这个"纠偏"的结果存在着诸多可能，如方向性的选择错误，纠偏太过或者纠偏不及等。这也就注定无论临床经验多么丰富的医生在面对病患时，如冯老所说，只能提高准确度，而没有百分之百的把握，做不到百分之百的精准，那也就是说有个试探的过程，也就是本文所说的投石问路。

我们在临床中遇到一些复杂证型，把握不好的时候，在大方向上不犯原则性错误的前提下，方可以小一点，用药可以少一点，看看患者的反应，再在治疗的过程中不断调整用方。患者服药的反应也是我们辨证的依据，刚开始没服药，很多时候我们会看不清，但是在治疗过程中，患者服药之后会发生反应，他的身体也在贯彻我们的治疗思想，那么服药反应就是我们下一步拟定作战思想的依据。

上述医案是在阴证、阳证方向上的投石问路，那延展开来，在寒热、虚实、"三毒"层面，是否也存在投石问路？如果病情比较复杂，存在多个方证的合病，有没有可能在遵循《伤寒论》的总体原则下先用其中的一个小方寻找一下突破口？这也应该是在方证层面的投石问路。另外，药味的加减和药量的把握也应该存在投石问路，比如知有痰饮，投以苓，还是苓术，还是苓术防己薏苡仁，量多少合适，如何增减，都是作为一个合格的经方医生需要考量的内容。

（整理：喻刚，杨雅阁，陶有强）

三十三、声带结节并声音嘶哑案

某女，9岁。

初诊2023年7月12日：声带结节（前年查出），声嘶哑4～5年，大声叫易发，有时咽干，易汗出，纳可；苔白根腻，脉细。

辨六经为太阳太阴合病，辨方证为半夏散及加诃子汤：

桂枝10g	姜半夏30g	炙甘草6g	诃子肉6g

7剂。

二诊2023年8月30日：声嘶哑有减，易汗出，咽干不明显；苔白腻，脉细。（患儿母亲诉患儿声带结节复查提示明显好转）

辨六经为太阳阳明太阴病，辨方证为桂枝合半夏厚朴去苏子加桔枯藻汤证：

桂枝10g	白芍10g	炙甘草6g	姜半夏30g
厚朴10g	桔梗10g	海藻10g	茯苓12g
夏枯草10g			

自加生姜3片、大枣4枚，7剂。

按：患者声带结节，初诊及二诊，症状反应均为声音嘶哑，咽干，易汗出，苔白腻，脉细。两诊症状区别在于，二诊明显症减，且声带结节改善，老师初诊考虑外邪里饮，辨六经为太阳太阴合病，辨方证为半夏散及加诃子汤，半夏散及汤解表祛痰饮，加诃子肉利咽喉；二诊从外邪里饮化热入手，辨六经为太阳阳明太阴合病，辨方证为桂枝合半夏厚朴去苏子加桔枯藻汤，解表利饮，化痰软坚，消肿散结，加海藻化痰软坚，夏枯草清热消肿散结。

【老师答疑解惑】

问： 老师，此患儿除声音嘶哑外，仅有咽干、易汗出，请您讲讲初诊半夏散及汤加诃子肉的辨证考虑。

答： 初诊是半夏散及汤，她是声音嘶哑，用半夏散及汤，我们加了诃子肉，她就是外邪里饮，太阳太阴合病，所以桂枝甘草加半夏，这么个方。（《伤寒论》第313条）少阴病，往里传了，一般传半表半里，出现嗓子疼，临床上见的，嗓子疼的也有，不疼、声音嘶哑也有，跟那个道理一样，但是往里传了，传到哪儿了？半表半里啊，出现了疼，实际上这一条（第313条）最不好理解的，少阴病，用半夏散及汤，到底是不是治疗少阳？往里传，传到少阳了吗？没有，它不是少阳，像是少阳半表半里，实际上是太阳太阴合病，有外邪里饮，还是这些，用桂枝甘草加半夏，治疗太阳太阴合病，声音嘶哑，就是桂枝甘草加半夏，半夏散及汤。

问： 老师，您二诊的时候，合半夏厚朴汤是怎么考虑的？

答： 她容易出汗，用桂枝汤，就是桂枝加厚朴杏子嘛，一般我们合用半夏、厚朴，治咳嗽、咽痛、咽喉不利。咽中如有炙脔，咽喉不利，用半夏厚朴，起这个作用，其他的加减就随意了，你想到了，给她软坚，结节什么的，随症加减一些，也是探索吧，海藻、夏枯草软坚化痰，她有结节嘛。

问： 老师，为什么合半夏、厚朴，去苏子呢？

答： 苏子是化痰止咳的，它降逆，降逆的够用了，原方桂枝加厚朴杏子，连半夏都没用，加厚朴、杏子，原方是这个简单，它是讲这个道理，桂枝加厚朴、杏仁，没有半夏证，没有茯苓证，没有夏枯草证，我们现在遇到了这个患儿有这个证用这个药，当然你认为对不对啊，是另论了，你认为有半夏证就用半夏，有桔梗证就用桔梗，体会不一样了。《伤寒论》教给你的"随证治之"，怎么随证，有什么证，用什么药，这是方证对应了，做了个示范，不能把所有的证都给你列出来，症状千变万化，哪能都列清楚啊？给你个原则，告诉你，有什么证用什么药，在临床上可多了，尽量少加吧，对证才行，但是临床往往是怕这个还不行，再加一个药吧，往往有这种现象，但是说对不对啊，因为有这个证吧，我想到了，可以加，对不对，吃药看。

问：老师，您之前医案，诃子多用于呼吸系统疾病，如咽痛、声嘶、咳嗽，半夏散及汤加诃子、半夏厚朴汤加诃子，您在黄皮书上讲诃子还常用于虚寒性腹泻，请您讲讲关于诃子的用药经验。

答：诃子肉有利咽喉的作用，原先真人养脏汤有诃子，涩大便的，后世认为它是有点涩的作用，但是经方认为诃子肉是治咽喉的。我曾在内蒙古、甘肃遇到了个喇嘛，他有好多医书，藏文的，他给我翻译了几个，什么方治什么，他那些书、没装订，一页一页的，后来我弄了小本记了，数方中都有诃子，治疗感冒的也有诃子。后来我到祁连山，那里有牧区，海拔四五千米，晚上我走的时候，月亮特亮，走两步怎么就觉得走起来这么费劲啊，一想，哦，海拔四千米以上了，缺氧！祁连山，大概 4000～5000 米吧，这么高，白天去了没注意，晚上从这个蒙古包走到那个蒙古包，觉得很费劲。然后晚上有一个蒙古医生骑着马，到蒙古包里给一个女的看病，开药，开的方子里也有诃子，好多方里都用诃子。我问他们为什么，他们讲得不太清楚，反正就是都用，感冒也用诃子，并不是真人养脏里头拉肚子才用。它可以涩肠，好长时间大便不止了用诃子涩，原先讲诃子是涩的，实际上诃子是利咽喉的，跟桔梗差不多，所以，有时加点诃子治咳嗽啊，效果也不错。诃梨勒，正确的读音念 hē，我到瑞士去了，因为翻译是外行，他查字典，我说"这是 kē zi"，他说"不对，念 hē"，我一看字典，真是念 hē，hē zi，我们中医界都叫 kē zi，讲课的时候都叫 kē zi，都发这个音，实际上念 hē zi，发音不一样吧。它是偏温的，利咽喉的作用，用它利咽喉的，跟桔梗差不多吧。但是排脓效果，它不如桔梗，要有脓的时候，确实这个诃子不行，必须用桔梗了。治疗嗓子疼、咳嗽，它俩差不多。但不管怎么着，诃子还有点涩的作用。

问：老师，您在书中还说过诃子能治虚寒性腹泻，是吗？
答：对啊，原先就是真人养脏汤用它，有涩的作用，但是治腹泻光靠它不行，还得看寒热，是阳明还是太阴，阳明的腹泻用它不行，太阴的可以，因为它性温，具有温涩作用。

问： 如果是太阴腹泻的话，四逆汤、肾着汤加上它是不是效果会好些？

答： 只要辨证对了以后，加它不加它，问题不大。我看蒙医藏医啊，用诃子就是代替甘草和桔梗的，好像什么病都用诃子，就是有点甘草的作用，代替甘草，甘草也不缺啊，草原上甘草多的是，但是不知道为什么形成了那个地方诃子用得多。

问： 老师，诃子治虚寒性腹泻，是不是有点像赤石脂？

答： 对，有涩的作用，真人养脏汤里头用它，怎么讲它的作用呢？真人养脏里头有诃子嘛，时方派止泻的。但是我们经方派辨证啊，主要辨是太阴还是阳明，里虚寒还是里实热，辨清了这个是主要的，其中的一味药是次要的。

【临证体会】

声嘶一症属于中医"喉喑"的范畴，急慢性喉喑相当于西医学的急慢性喉炎。病程超过 3 个月者，称为慢性喉炎。慢性喉炎发病机制复杂，是喉黏膜的慢性非特异性炎症，西医学缺乏特别有效的方法。而声带结节亦多由声带慢性炎症发展而来，若休声及保守治疗久而不愈者，西医学多推荐手术治疗。

时方医有"咽喉诸症皆属于火"之说，治疗多用凉药滋阴清润。显然若证属虚寒性的咽喉炎，还是要用温药；证属外邪里饮的咽喉炎，则需解表利饮利咽喉；若为外邪里饮化热，证属太阳阳明太阴合病，则需解表利饮清热利咽，方可获效。故临证之中，还是要应用经方医学"先辨六经继辨方证"的思维。

患儿声带结节，初诊时老师仅予半夏散及汤加诃子肉四味药，患儿经久不消的声带结节即明显好转，二诊时老师在辨六经辨方证基础上适当辅以化痰软坚、消肿散结之品，击鼓再进。

此案使笔者进一步学习思考诃子肉的应用。

诃子在蒙医、藏医中的使用频率高，其地位相当于中药中的甘草。他们认为诃子具有调和诸药、消除病邪、解毒、生肌长肉等诸多功效，故而其在蒙药藏药书中排在植物药的第一位，同时也是藏传佛教药师佛右手所执之物，被誉为"众药之王"。

现代药理学研究证实，诃子有护肝、改善血管功能、调节胃肠蠕动、保护心肌、调节免疫、抗癌、抑菌等诸多药理作用。

《金匮要略·呕吐哕下利病脉证并治》曰："气利，诃梨勒散主之。"对于胃肠虚寒所致的下利矢气并作，用性温收敛的诃梨勒治疗。冯世纶老师解读：诃子常用于虚寒性腹泻，藏医广用诃子治许多病，如感冒、咳嗽等都离不开诃子，临床常用于虚寒性的咳嗽、咽痛等，疗效确佳。

除《金匮要略》治下利矢气并作的诃梨勒散外，中医对诃子应用不乏名方。如北宋《太平惠民和剂局方》治里虚寒久泻久痢的"真人养脏汤"，南宋许叔微《普济本事方》治脾胃不和泄泻不止的"诃子丸"，南宋严用和《严氏济生方》治久咳语声不出的"诃子饮"，南宋陈自明《妇人大全良方》治妇人久泄不止的人参豆蔻散，金刘完素《宣明论方》治失音不能言语的诃子汤，元朱丹溪《丹溪心法》治咳嗽痰血的"咳血方"，清汪昂《医方集解》治泄泻脱肛的诃子散。从以上具有代表性的历代医家对诃子的应用，可知诃子功效主要为利咽开音治咽喉病、敛肺止咳治肺病、涩肠止泻治胃肠病。

诃子涩肠止泻，性温，可治太阴里虚寒的腹泻，但冯老讲：腹泻的治疗，经方派辨治，主要辨是太阴还是阳明，里虚寒还是里实热，辨清了这个是主要的，一个药是次要的。

胡希恕先生及冯老的医案中，诃子主要用来利咽喉，相当于桔梗，但没有桔梗的排脓作用，多用于呼吸系统疾病，如咽痛、声嘶、咳嗽，用半夏散及汤加诃子、半夏厚朴汤加诃子。诃子利咽开音治疗咽喉疾病，常配伍桔梗、甘草、射干、荆芥、五味子等，用量多为 3～10g。

（整理：喻刚，梁栋，杨雅阁）

三十四、双手皲裂痒脱皮案

某男，57岁。

初诊2023年8月18日：双手掌皲裂3年，痒，足灰指甲，曾内服外用药物进行治疗，有时口干，纳可，大便可；苔白，脉细弦。

辨六经为阳明太阴合病，辨方证为薏苡附子败酱散合赤豆当归散汤证：

1. 内服方：生薏苡仁30g，败酱草30g，白附片10g，赤小豆10g，当归10g，14剂。

2. 外用方：苦参90g，枯矾15g，蛇床子30g，百部30g，14剂。

按： 先辨六经继辨方证，患者虽有痒，但没有恶寒、身疼的表证；没有口苦咽干的半表半里证；患者表现为双手掌皲裂，痒，脱皮，双手皮肤红肿渗出，有时口干，结合苔白，脉细弦，考虑是病位在里的湿热瘀，是阳明太阴合病，方用薏苡附子败酱散合用赤豆当归散汤，利湿祛瘀。同时外用苦参、枯矾、蛇床子、百部煎汤外洗手足，燥湿止痒、消炎杀菌，促进皮肤祛腐生新。

二诊2023年9月29日：药后手指皲裂显减，本月又反复，仍痒，大便成形；苔白腻，脉细弦。

1. 内服方：上方加白鲜皮15g，7剂。

2. 外用方：上方加芒硝30g，7剂。

按： 上方显效，内服方加白鲜皮祛湿止痒，外洗方加芒硝增强渗透作用。

【患者感叹疗效及老师解答】

患者："我曾去过多家著名皮肤科医院，只有您开的药是最便宜的却是最有效的。我把您推荐给我们南阳的患者，宣传您很厉害。我们南阳那边的医院把这个药方子都给收走了，效果太好了。"

老师："对证了，效果就好，张仲景的书上都有。"

患者："那不是吧，您这用量不是都一样的吧？"

老师："剂量是随时变的，因为每个人的实际情况不一样的。"

患者："我这手啊，2020 年感染新冠病毒以后，手脚干裂、痒，3 年了啊，这药便宜啊，在我们南阳 7 块 5 毛钱就能治病了。"

老师："你痒啊，别挠，日常维护也很重要，千万别挠，痒了就用润肤膏抹。痒还是真菌感染，在皮下生长了。"

【临证体会】

患者惊讶于老师诊治的疗效，老师却说这些在张仲景的书里都有。于是笔者回家把用到的药、方找到出处，一一对应记录。感恩老师知行合一，践行经方医学，对患者对学生知无不言，言无不尽，无私奉献，对于复杂难治性皮肤病，老师先辨六经继辨方证，内服外洗并用，这么好的疗效，整理出来，让更多的人受益。

薏苡附子败酱散出自《金匮要略》："肠痈之为病，其身甲错，腹皮急，按之濡如肿状，腹无积聚，身无热，脉数，此为肠内有痈脓，薏苡附子败酱散主之。"

薏苡附子败酱散：薏苡仁十分，附子二分，败酱五分，上三味，杵为末，取方寸匕，以水二升，煎减半，顿服。

胡希恕先生在《胡希恕金匮要略讲座·疮痈肠痈浸淫病脉证并治第十八》篇中讲到"薏苡附子败酱散这个方药很常用了，它不但排脓，还祛湿止痒，像一般皮肤病常用它。尤其是硬皮症，我不断用这个药，很好使。就是顶顽固的牛皮癣，这个方药也是好使的。附子可不要重用啊！我用薏苡附子败酱散这个方药是药量较重的，薏苡仁差不多用一两，败酱草可以用五钱，附子一钱到二钱，对一般很顽固的皮肤病挺好使的。"

赤小豆当归散方出自《金匮要略》："病者脉数，无热，微烦，默默但欲卧，汗出，初得之三四日，目赤如鸠眼；七八日，目四眦（一本此有黄字）

黑。若能食者，脓已成也，赤小豆当归散主之。"

赤小豆当归散：赤小豆三升（浸，令芽出，曝干），当归三两，上二味，杵为散，浆水服方寸匕，日三服。

胡希恕先生在《胡希恕金匮要略讲座·百合狐惑阴阳毒病证治第三》篇中讲到，当归活血祛瘀，赤小豆排脓有祛湿热的效果。

冯世纶老师临床多用薏苡附子败酱散合赤豆当归散汤治疗皮肤病，如本案患者，虽然病灶在表，但是患者有口干，双手皮肤红肿渗出皲裂，这些是里证的反映，故辨六经为阳明太阴合病。

苦参汤出自《金匮要略》："蚀于下部则咽干，苦参汤洗之。"

苦参汤：苦参一升，以水一斗，煎取七升，去滓，熏洗，日三服。

胡希恕先生在《胡希恕金匮要略讲座·百合狐惑阴阳毒病证治第三》原文苦参汤和《胡希恕金匮要略讲座·妇人产后病脉证并治第二十一》三物黄芩汤中都有讲过，苦参可以消炎杀菌治虫子。

矾石汤出自《金匮要略》："矾石汤治脚气冲心。"

矾石汤：矾石二两。上一味，以浆水一斗五升，煎三五沸，浸脚良。

胡希恕先生在《胡希恕金匮要略讲座·中风历节病脉证并治第五》中讲到，矾石有祛湿收敛的作用。矾石煅用即为枯矾，因枯矾具有很强的燥湿止痒解毒杀虫的作用。

蛇床子散方出自《金匮要略》："蛇床子散方，温阴中坐药。"

蛇床子散：蛇床子仁，上一味，末之，以白粉少许，和令相得，如枣大，绵裹内之，自然温。

胡希恕先生在《胡希恕金匮要略讲座·妇人杂病脉证并治第二十二》中讲过蛇床子这个药有杀虫、解痒、祛恶疮的作用，这个药可以杀菌。

百部有解毒杀虫、燥湿止痒的作用，临床常和苦参、蛇床子、枯矾合用于真菌感染的外洗方。

（整理：于洋，杨雅阁）

三十五、下咽癌案

某男，52岁。

初诊2023年6月28日：发现下咽癌1周。既往高血压、冠心病、高脂血症病史。

1周前发现喉癌，化疗（拟行化疗），影响说话呼吸，早起出血（痰中带血）4年，咽干，说话多疼，早起干渴，口苦5～6年，眼干，大便不成形，日1～3次；苔薄白，舌暗，脉沉细。

辨六经为少阳阳明太阴合病，辨方证为小柴胡加升桔枯膏汤证：

柴胡12g	黄芩10g	姜半夏60g	党参10g
炙甘草6g	升麻15g	桔梗10g	夏枯草15g
生石膏45g			

自加生姜3片、大枣4枚，7剂。

按：先辨六经继辨方证，患者口苦咽干为少阳病提纲证；早起干渴、眼干，考虑里有热伤津液为阳明病；大便不成形，日1～3次，考虑病在太阴；早起出血（痰中带血），为痰液脓血。辨六经为少阳阳明太阴合病，辨方证为小柴胡加升桔枯膏汤证，加生石膏清阳明里热，桔梗利咽排脓，夏枯草化痰散结，升麻利咽止脓血，大剂量半夏祛痰散结。

二诊2023年7月5日：症减，痰带血减，大便日一行，晚上咽痒；苔白脉细。

上方加枇杷叶10g、杏仁10g，7剂。

按：患者服药后好转，加杏仁、枇杷叶增强降逆祛痰之功，其中枇杷叶降递祛痰利咽喉，对于咽痒特别适宜。

三诊 2023 年 7 月 19 日：第一周期化疗完，恶心，纳差，昨腹痛，腹泻，口苦，痰中带血，汗出多，怕冷；苔薄白，舌淡紫，脉细。

辨六经为厥阴病，辨方证为小柴胡合薏苡附子散加豆归升藻橘汤证：

柴胡 12g	黄芩 10g	生半夏 60g	党参 10g
炙甘草 6g	升麻 30g	生薏苡仁 30g	当归 10g
赤小豆 15g	海藻 15g	白附片 18g	陈皮 30g

自加生姜 3 片、大枣 4 枚，7 剂。

按：患者口苦、汗出多为上热，热郁在上；恶心、纳差、怕冷、腹痛、腹泻为下有虚寒，身体机能沉衰，整体为上热下寒的半表半里阴证，即厥阴病，辨方证为小柴胡合薏苡附子散加豆归升藻橘汤证，生薏苡仁性偏凉清热祛湿，倍用升麻清热排脓血利咽喉，当归赤小豆利湿活血、排脓排毒，姜半夏改为生半夏，下水气，治咽喉肿痛，驱除体内沉积的寒湿水饮力量更强，强化祛痰散结抗癌之功。

四诊 2023 年 8 月 9 日：第二周期化疗完，恶心无食欲，不思饮，口苦，声沙哑，腹痛 7～8 小时，大便昨日 5 次；苔白舌暗，脉细弦。

辨六经为少阳阳明太阴合病，辨方证为小柴胡合茯苓饮去枳实加海藻升麻焦三仙汤证：

柴胡 12g	黄芩 10g	生半夏 60g	党参 10g
炙甘草 6g	陈皮 30g	海藻 15g	升麻 30g
苍术 10g	茯苓 15g	焦三仙各 10g	

自加生姜 3 片、大枣 4 枚，7 剂。

按：患者病位仍在半表半里，但恶心无食欲不思饮，腹痛腹泻加重，考虑里虚寒饮停。小柴胡合用茯苓饮，大便次数多去枳实，加焦三仙温中健胃又止泻，加升麻、海藻，清热利咽、散结消肿。

五诊 2023 年 9 月 6 日：化疗后癌肿变小，口苦，声沙哑（病理取标本），大便溏，日一行，腹疼不明显，近 10 天盗汗明显；苔白润，脉沉细。

辨六经为太阳少阳阳明太阴合病，辨方证为柴胡加龙骨牡蛎汤去铅丹大黄加海藻甘草汤证：

柴胡 12g	黄芩 10g	生半夏 60g	党参 10g
炙甘草 6g	桂枝 10g	生龙骨 15g	生牡蛎 15g
茯苓 15g	生白术 15g	海藻 15g	

自加生姜 3 片、大枣 4 枚，14 剂。

按：患者盗汗多为表虚不固并阳明里热逼津外泄，正邪纷争在半表半里故口苦，属于三阳合病；大便溏、腹痛不甚为太阴病，辨方证为柴胡加龙骨牡蛎汤去铅丹大黄加海藻甘草汤证，海藻软坚散结。

六诊 2023 年 10 月 11 日：查病理良性，口干苦，喉如浆糊，纳可，大便如常，盗汗少；苔白，脉细。（已做 2 个周期化疗，11 次放疗）

辨六经为少阳阳明太阴合病，辨方证为小柴胡合半夏厚朴加橘术膏汤证：

柴胡 12g	黄芩 10g	生半夏 60g	党参 10g
炙甘草 6g	厚朴 10g	茯苓 12g	苏子 10g
陈皮 30g	生白术 18g	生石膏 45g	

自加生姜 3 片、大枣 4 枚，7 剂。

按：口苦为少阳病的提纲证，口干，为里有热；喉如浆糊，考虑为放疗后咽喉局部组织炎症所致，考虑为胃虚津伤痰饮停滞；整体考虑少阳阳明太阴合病，小柴胡汤加生石膏和解补虚清里，半夏厚朴汤加陈皮生白术温中祛痰饮并健胃生津。

七诊 2023 年 10 月 25 日：停放疗，近几天无咯血，今咳血少，口苦无味觉，盗汗已，喉中有异物感，大便日一行；苔薄润，脉沉细弦数。

辨六经为少阳阳明太阴合病，辨方证为小柴胡合半夏厚朴去苏加桔苡橘枳升归生地汤证：

柴胡 12g	黄芩 10g	生半夏 60g	党参 10g
炙甘草 6g	桔梗 10g	生薏苡仁 30g	厚朴 10g
陈皮 30g	枳实 10g	升麻 15g	当归 10g
茯苓 15g	生地炭 15g		

自加生姜 3 片、大枣 4 枚，7 剂。

【老师答疑解惑】

问：老师，患者初诊大便日三行，算太阴吧？

答：大便不成形，属于太阴了，有口苦，有咽干是半表半里了。自利而渴，小柴胡汤，小柴胡就治了。

问：老师，患者痰中带血，怎么考虑？

答：他这出血，是癌细胞导致的，血管破了嘛，用了升麻，排脓，止脓血，清热解毒的。

问：老师，海藻和夏枯草应用有什么区别？

答：海藻、夏枯草均有软坚散结作用，可以一起用，区别点在于：（两者相对而言）海藻凉点，夏枯草比海藻温点，都可以加。

问：患者四诊大便日五行，您为什么没考虑用附子，而用焦三仙？他这算不算机能沉衰的太阴啊？

答：这次下寒不明显，故不加。二诊下寒明显，属半表半里的阴证，所以加附子。焦三仙和附子一样是温里的，焦三仙治标啊，附子比焦三仙力量大多了，他这恶心，是放疗导致的，损害胃肠功能了，恶心得厉害。

问：老师，您再讲讲升麻的药证经验？

答：升麻相当于桔梗，利咽喉，排脓，偏清热，升麻鳖甲汤的咯脓血那些差不多。

【患者反馈病情】

2023 年 9 月 6 号五诊：冯老您好！又来麻烦您了，我是那个喉癌患者，两次化疗周期结束了，化疗后特别虚弱，上次来您这儿是化疗后的第二天，这小一个月休息，我的体力已经恢复了。昨天又去做了喉镜和 CT、核磁，肿瘤小了很多，大概率不用做手术了，我感觉是中药起作用了，取活检的时候全麻取的，看的时候觉得是增生不是癌，手术中取的报告是异型增生，最后要看七个工作日后的病理活检结果。现在还有些口苦，声音沙哑是昨天做喉镜了，现在体能恢复了，目前还有大便不成形、溏，一天一次，腹不痛，睡觉头汗多，中药的作用很大，冯老可以把我做个病例总结下，让更多人受益。

2023 年 10 月 11 日六诊：开始的时候定的是下咽癌，吃您的药，看了好几次，我做的病理结果显示是良性的……吃冯老的药，一直状况挺好的，自己有生半夏。这次再开 15 天的，做喉镜发现肿物小了很多，最初在保定确诊的，在同仁医院也确诊了，化疗完吃中药两个月，自我感觉小了很多……（患者真诚感谢冯老的救命之恩，给冯老鞠了一躬）

【患者爱人感言】

癌症这个让人闻之色变的疾病，既考验着当今世界的医学水平，也考验着患者及家属的心理承受力。常规的放化疗和手术是普遍采取的治疗方式，然而其副作用对身心造成的伤害真是一言难尽。我喜爱中医学这门古老传统又充满智慧的学问，也关注了中医在新冠疫情当中的优秀表现，觉得中医学真是传统文化的瑰宝。它既是单人单方以人为本，又可以不被病名所困以不变应万变。带着这种对中医学的认知，在家属被确诊后，我们在医院检查和治疗的同时，找到了中医经方家冯世纶老先生治疗，坚持服用中药，极大地缓解了疾病本身和检查、化疗所带来的痛苦，更令人欣喜的是两个疗程后的检查结果逆转了，真是绝处逢生的感觉，我很清楚这其间中药功不可没！赞叹耄耋之年的冯老医术高超为人谦和，赞叹祖先留下的中医学智慧结晶，感恩历代医家和当今的中医人孜孜不倦地传承！在当今西医学被普遍认可的大环境下，真希望祖国医学尤其像经方这样的优秀医学能广为传播，普惠更多患者，也希望作为患者的我们在遭遇疾病时能给中医一个机会，给自己一个机会，也许那就是你我的一扇幸运之门、生命之门！

【临证体会】

恶性肿瘤，患者闻之谈虎色变，医者处之则棘手难治。目前恶性肿瘤的治疗主流是西医学的放化疗、手术、分子靶向治疗、免疫治疗等，很多肿瘤患者发现肿瘤之初，并未想到走中医之路，然中医之路又多歧路，"大道以多歧亡羊"，当下时方医多，而经方医少，患者能否在规范有效的西医学治疗的基础上，又同时得到中医经方的保驾护航呢？这显然是一个令人深思的问题。

笔者临证之中，亦多遇放弃治疗的肿瘤病患，看着患者走过的弯路，西医学高昂的花费，又遇到"某某名家"所谓抗癌中药的简单堆砌一派寒凉，待到蓦然回首，欲上经方之路之时，可惜不仅病入膏肓，而且耗尽钱财，已失去生的希望。至此，我们无计可施，不免扼腕叹息。

或有人说，中医治疗肿瘤医案都是个案，但"清者自清，浊者自浊"，中医医案虽然看起来像是"偶然事件"，但"必然"藏于"偶然"之中，一切偶然都是必然。自秦汉以来，两千多年历代医家的一个个鲜活医案，难道还不是大数据吗？

不论西医或者中医，都是活人之术，两者没有优劣之分，秉"中庸之道"，应执两而用中。很多研究证实，中医药，尤其中医经方，不仅可以防癌抑癌抗癌，同时又可减轻肿瘤放化疗不良反应，减毒增效，助力患者度过放化疗的重重难关。

我们应该多学习冯老等经方家的临证经验，应用经方医学，从容应对恶性肿瘤。

（整理：于洋，杨丹丹，叶达明，杨雅阁）

三十六、消化不良并膝关节积液案

某女，45岁。

初诊2023年7月12日：5月31日入住山西省中医院，诊为功能性消化不良，焦虑症，膝关节积液。

现症：脐腰冷，自感有寒水往胸口流，嗳气，足冷，汗出多，恶风，心慌，腰困，眠差心烦，自汗自今年夏天始，月经量少，多黑血块，大便日一行，干，口干，现着棉裤；苔白，脉细弦。

辨六经为少阴阳明太阴合病，辨方证为二加龙骨牡蛎加苓术陈汤证：

桂枝18g	白芍10g	白薇12g	生龙骨15g
生牡蛎15g	炙甘草6g	苍术15g	茯苓15g
陈皮30g	白附片18g		

自加生姜3片、大枣4枚，7剂。

按：患者汗出，恶风，身冷，其证在表，炎炎夏日仍着棉裤，足见阳虚之盛，由此可见此乃表阴证；又见腰脐冷，腰困，兼有湿邪在表，胸中有寒水流，嗳气，心慌，为外邪里饮所致；眠差心烦，口干，疑为水饮化热所起；便干则多半为里虚寒之"阳微结"；故综合辨六经为少阴阳明太阴合病，辨方证为二加龙骨牡蛎加苓术陈汤证，方中苓术温中祛饮，陈皮理气和胃降逆。

二诊2023年7月19日：症减而有反复，大便干，嗳气减；苔白根腻，脉细弦。

辨六经为少阴阳明太阴合病，辨方证为二加龙骨牡蛎加苓术芪陈汤证：

上方加生黄芪15g，去苍术加生白术30g，7剂。

按：症减而犹在，故仍守方微调，大便仍干，故去苍术加生白术，健胃生津通便。（问诊中仍见明显汗出、恶风，加生黄芪解表固表）

三诊 2023 年 7 月 21 日：近两天心慌，汗出，胸闷，嗳气减，后背凉；苔白，脉细弦。

辨六经为少阴阳明太阴合病，辨方证为二加龙骨牡蛎加苓术芪陈参汤证：

上方加党参 10g，7 剂。

按：从心慌、汗出、胸闷、嗳气来看，仍为外邪里饮，病有迁延，故原方基础上加党参，与陈皮、姜草枣共橘皮竹茹汤之意，旨在补中虚，降冲逆。

四诊 2023 年 9 月 13 日：头闷，颈汗出，咽中咸，腰冷软，身沉，肘腕关节活动不利，手心灼、燥，大便后乏力，膝关节凉，嗳气，左胸憋，眼干，视力不好；苔薄白，脉细弦。

辨六经为少阴阳明太阴合病，辨方证为二加龙骨牡蛎加苓术陈脊汤证：

桂枝 18g	白芍 10g	白薇 12g	炙甘草 6g
生白术 30g	茯苓 15g	白附片 30g	生龙骨 15g
生牡蛎 15g	狗脊 12g	陈皮 30g	

自加生姜 3 片、大枣 4 枚，7 剂。

按：患者服药两月，依然颈汗出，腰冷软，膝关节凉，肘腕关节活动不利，仍为少阴表证夹湿；头闷，身沉，便后乏力，左胸憋，为里有饮并饮上冲所致；手心灼、燥，眼干，为里有虚热；六经未变，处方仅易党参，实乃患者病程日久，加狗脊祛湿温阳，强腰脊，利关节，另增白附片用量，振奋机能起沉衰。

五诊 2023 年 9 月 20 日：汗出减，中午突然汗出，腰冷，身沉减，仍无力，月经前期，量多，眠易醒，咽干梦多，胸闷，膝关节凉，经期明显，肘湿困，大便后无力，嗳气减，头晕烦躁，胃腹凉，自感饮水后水到脐则凉明显，手心热；苔白，脉细弦。

辨六经为少阴阳明太阴合病，辨方证为二加龙骨牡蛎加苓术陈归汤证：

桂枝 18g	白芍 10g	白薇 12g	炙甘草 6g

生白术 50g	茯苓 15g	白附片 30g	生龙骨 15g
生牡蛎 15g	陈皮 30g	当归 10g	

自加生姜 3 片、大枣 4 枚，7 剂。

按： 患者诸症繁杂，仍为外邪里饮并饮逆化热，新增月经前期，量多，经期膝关节凉明显，脉细，故老师上方去狗脊，加当归养血活血，增白术温中利湿并健胃生津通便。

六诊 2023 年 10 月 11 日：眠好转，头汗多，头疼，头皮麻，怕冷，身沉，自感手腹皮肤冒水，后背腰冷、脐冷，手心热，正中午 11 点气不能上、胸闷、喘、烦躁减，咽干黏，月经前期 3 天，白带多，尿急；苔白根腻，脉细。

辨六经为少阴阳明太阴合病，辨方证为二加龙骨牡蛎加苓术豆归汤证：

桂枝 10g	白芍 10g	白薇 12g	炙甘草 6g
生白术 50g	茯苓 15g	白附片 35g	生龙骨 15g
生牡蛎 15g	当归 10g	赤小豆 15g	

自加生姜 3 片、大枣 4 枚，7 剂。

按： 此诊患者正午气不能上、胸闷、喘，里饮并饮逆的症状更为明显，白带多，尿急，为饮停下焦，故老师加赤豆增强利水渗湿之力，减桂枝并略增附子用量。

七诊 2023 年 10 月 18 日：眠可，月经前期 4～5 天，痛经有血块，量较多，头汗出，头胀，腹凉，皮肤冒水减，午饭后腹凉，腰困，烦躁减，头昏沉，手心热减，大便干如球，日一行，口黏减，有时苦或咸，后背冷，白带黄，尿不利；苔薄白，脉细弦。

辨六经为少阴阳明太阴合病，辨方证为二加龙骨牡蛎加苓术归苡证：

桂枝 10g	白芍 10g	白薇 12g	炙甘草 6g
生白术 60g	茯苓 15g	生龙骨 15g	生牡蛎 15g
生薏苡仁 30g	白附片 35g	当归 10g	

自加生姜 3 片、大枣 4 枚，7 剂。

按： 此诊患者白带变黄，为下焦湿热，另大便干如球，"阳微结"更甚，故老师增生白术，并以生薏苡仁易赤小豆，取其清热利湿之效。

八诊 2023 年 10 月 25 日：汗出减，后背冷，皮肤冒水减，受风后又反复，嗳气矢气多，大便如常，腹凉；苔薄白，脉细弦。

辨六经为少阴阳明太阴合病，辨方证为二加龙骨牡蛎合茯苓饮去枳实加归芪汤证：

上方加党参 10g、陈皮 30g，7 剂。

按：此诊患者病情好转明显，仅有些许反复，唯嗳气、矢气多明显，故老师上方加党参、陈皮，有合茯苓饮之意，旨在健胃祛饮，理气降逆。

【临证体会】

此案虽然历经数月，但整体病机不出外邪里饮，并饮逆化热，老师八诊处方均处以二加龙骨牡蛎汤加减，根据表里、寒热、虚实以及气血津液的变化调整桂枝、白术（苍术）、党参、薏苡仁、赤豆、附子、陈皮等的使用和用量，虽处方变化看似细微，但是谨遵法度，常中有变，变中有定，患者终得好转。

由此引发笔者的多重思考：①经方加减的法度如何把握？②药量的增减应该遵循什么原则？③最终的方证如何拆分和理解？

结合上述医案，笔者谈谈对此的粗浅认识。

粗读《伤寒论》可知，经方讲究加减。《伤寒论》诸多条文中，既有加减药味，或者调整药量而另成一方者，如桂枝去芍药汤、桂枝加桂汤、四逆加人参汤、茯苓四逆汤等，简单增减一味，而其方证的名称、病机、适应证均发生根本变化，虽未"面目全非"，但也是"大相径庭"。

同时《伤寒论》条文中也存在方后加减的情况，如小柴胡汤、小青龙汤等，为后人添加，诸多的"或然证"已在原方的治疗范围之中，另行加减既脱离了经方的理论依据，也是"画蛇添足"之作，任何经方一旦加减之后，方剂的适应证即发生很大变化。

胡希恕先生在《胡希恕伤寒论讲座》中明确指出：这个书，每个方剂后面要有"或"，都给弄个加减方，这不对的，所以我们向来也不这么用，你们看后头林亿也注了，这"恐非仲景意"。

故而引出经方加减的原则：处方尽量遵循原方，任何一味药味的增减，不能仅依据"药证"做出判断，而需要结合整个方证的变化综合考量。以本案前五诊为例，方中桂枝重用，有桂枝加桂汤的方义，也就包含了桂枝加桂汤所涵盖的适应证的范围，而不可简单看作是仅仅增加了桂枝的用量。

方证的加减还需要考量如何处理主要矛盾和次要矛盾的问题，也就是如何区分六经的轻重，辨别主证和兼证，是同治还是分治，是合方还是加减的问题，本案中虽然病机始终以外邪利饮为主，但是各诊次之间有别，时而外邪里饮并重，时而外邪轻里饮重，时而热盛湿显，时而里虚气滞，真是"用药如用兵"。

当前时方的流弊也就在于此，市面上充斥着依症选方、照症配药的情况，头痛用川芎，头晕选天麻，眼干配菊花，便秘下大黄，不分轻重主次，"乱枪打鸟"，处方动则数十味，此未得仲景之真传，也殊不知药味之间存在着"拮抗作用"。

另外，不同的经方医家根据自身的临床经验，有不同的加减喜好。老师在笔者诸多文章中均给出了其常用加减药味的使用指征与用量，例如诃子肉、卫矛、海藻、五灵脂等，以及本案中的狗脊、薏苡仁等，均为老师宝贵的用药经验，并已无私传授，我等同道当共同学习和实践。

本案方证的命名引发笔者对不同角度解读方证提出疑问。以老师常开的茯苓饮加半夏为例，如果此方证简单地被认为是茯苓饮的方证加半夏的药证的组合，恐未识得此方证的精华。此方如能被看成是茯苓饮并四君子汤、橘枳姜汤、二陈汤之组合，既能加深对此方证的理解，临床的适应证范围也可大为扩宽。本案中三诊同理，老师处方为二加龙骨牡蛎加苓术芪陈参汤证，如果仅看作是二加龙骨牡蛎汤方证与加减药味的药证之和，则恐有违老师的愿意，方中除二加龙骨牡蛎汤之外，当有桂枝加黄芪汤、桂枝加桂汤、茯苓饮、橘皮竹茹汤等的考量。

（整理：喻刚，杨雅阁）

三十七、表里合病，急则救里案

合并病是经方医学理论体系中独特的概念，临床上三阴三阳病之间存在着广泛而繁多的合并病。经方医学不是论其因，而是论其证，具体辨证依据"当前之症状"。《经方医学讲义》中讲："合并病有同时与先后之不同，但从当前之症状而辨证的角度而言，一般概以合病论之，因此具体辨证中多讲合病而罕言并病。"

胡希恕先生经过艰辛探索，为我们分析了多类合并病证治原则，并指为"定法"。关于表里合病，如果里证是太阴，那不论太阳太阴合病或少阴太阴合病，其治则均为：急则救里，缓则同治，夹饮者须同时化饮。

冯世纶老师多次在《以胡希恕学术思想解读太阴病》的讲座中通过具体临证医案重点讲解"表里合病，急则救其里"，今将老师医案及具体解读整理如下，以飨同道。

医案一：某女，58 岁。

初诊 2012 年 4 月 29 日：晚饭后着凉出现头痛、恶寒、面热、腹泻，西医诊断病毒性肠炎，经输液治疗 3 天毫无疗效，腹泻一日 10 余次，质稀如水，饮水即泻，腹痛不明显，身畏寒，手足冷；舌苔白根腻，脉沉细。

辨六经为太阳太阴合病，辨方证为四逆汤证：

炮附子 15g，炮姜 10g，炙甘草 6g。

结果：服 1 剂泻止，但晚上食粥一碗又腹泻 3 次，食无味，心下满，上方加党参 10g。继服 1 剂痊愈。

老师解案：

病毒性肠炎这个病例，我们辨太阳太阴合病，急则治其里的时候，辨方证为四逆汤证，不是同时治的，而是急则治其里，炮附子、炮姜、炙甘草治疗，她这个喝一点水就拉，输液就拉，这种程度，里虚寒非常明显，吃了一剂药以后啊，就止住了，但是她好长时间不吃东西了，喝一碗粥，又拉了，为什么呢？里虚寒，不能收持了，功能太差了，所以，虽然见好，里虚寒得厉害，又出现了心下痞硬满，我们加党参 10g，等于加人参，服了一剂以后见好。四逆汤呢，主用生附子，温中回阳，我们用不到生附子，附子是振兴沉衰的，实际应该是用生附子，或者炮附子用好一点的，应该是用生附子，这里甘草是缓急养液的，干姜是温中祛饮，干姜我们是用炮姜，炮姜可能更好一点，这是治疗里寒甚，出现四逆、脉微弱，这就是甘草干姜汤与干姜附子汤合方组成，治两方的合并症，这是对四逆汤的认识。

医案二： 某男，16 岁。

初诊 2023 年 8 月 19 日：前几天有小腹痛，不欲食，大便溏，近两天出现发热，汗出恶风，头晕，咳嗽，咳时咽痛，给服小柴胡免煎剂不效，改服小柴胡加桔梗生石膏 2 剂，仍发热 39.7℃，且出现恶心、呕吐，急诊查血常规：白细胞 $7.98×10^9$/L，中性粒细胞 $6.09×10^9$/L，中性粒细胞比例 76.3%，服阿奇霉素，输克林霉素 1 天后体温不退，腹泻稀水，1 天 6 次。口不干，咳时咽痛，苔少舌红，脉弦细数。昨晚体温 39.8℃，今早 38.9℃。

辨六经为太阳太阴合病，急则救其里，与四逆汤：

生附片 12g，炮姜 10g，炙甘草 6g，1 剂。

嘱冷水泡半小时，煎半小时，取汤 100mL，5 分钟喝一口，4 次喝尽。

二诊 2023 年 8 月 20 日：腹泻止，昨晚 39.3℃，今早 38.7℃，仍干咳，喉中有痰，咯不出，汗出恶风，口中和；苔白，脉细弦数。

辨六经为太阳太阴合病，辨方证为桂枝合半夏厚朴加桔梗杏仁汤证：

桂枝 10g	白芍 10g	炙甘草 6g	姜半夏 30g
厚朴 10g	茯苓 12g	苏子 10g	桔梗 10g
杏仁 10g	大枣 4 枚	生姜 3 片	

服桂枝合半夏厚朴汤治疗后，热渐退，咳渐止。

医案三：某女，88 岁。

初诊 2023 年 5 月 18 日：长期卧床，生活不能自理，不识人，保姆全天护理。保姆确诊感染新冠病毒后，患者第二天出现高热，大便一日二行，给服小柴胡汤加桔梗生石膏，服后体温 39.8℃，大便不断自流出，四肢冰凉。

与四逆汤：炮附子 24g，炮姜 15g，炙甘草 6g。

服后泻止，体温 38.5℃。又给小柴胡 1 剂，又出现腹泻，又给四逆汤服一剂。

5 月 21 日，未见腹泻，体温 37.3℃。

老师解案：

这个患者，长期卧床，2023 年 5 月 18 日保姆阳了发烧了，第二天她亦发高烧，高烧什么特点呢？大便一天两次，给服小柴胡汤加生石膏，结果吃了以后啊，大便稀，我说那你加炮姜吧，加了炮姜以后还不行，拉稀还厉害，大便自流，高热、腹泻，这时用四逆汤。患者吃了四逆汤，泻止住了，体温 38℃，后来我说你还用小柴胡加生石膏吧，结果吃了以后还拉稀，后来又吃四逆汤一剂，体温下来了，到了 5 月 21 日，体温 37.3℃。这里头啊，老年人也好，感染新冠也好，各种病也好，都可能出现表里合病，太阳太阴合病，这种情况有急则救其里的时候，有发热的时候，这种发热用附子是有效的，而且是用别的办法不行，必须用附子来治，

老师讲解"表里合病，急则救其里"：

太阴病的治疗原则是温补，但是临床上常见的太阴病并不是单独出现，往往多有合病并病，经常见到这种情况。表里合病，急则救其里，咱们都熟悉，《伤寒论》第 91 条、92 条、353 条、372 条、388 条，都是讲的这个，非常多的条文都体现了这个"急则救其里"。

胡老讲病机，提出一个词，叫"定法"，必须这样，刚才我们讲的病毒性肠炎患者，必须先治里，解表不行的，咱们这次新冠肺炎，郑州也好、海南也好，有好多发高烧的患者，用附子理中汤治疗，那就是急则治其里。

胡老讲为什么这样治呢？通过胡老讲《伤寒论》第 62 条，我们可以得到

启发。他是这样讲的："表证见里虚之候，必须扶里之虚，才能解外之邪，若只着眼于表证，连续发汗，表热虽可能一时减退，但随后即复，此时唯有新加汤法，健胃于中，益气于外，邪自难留，表乃得解。"这是讲的新加汤证。"若见汗后有效，反复发之，必致其津枯肉脱于不起"，胡老写出这句话，是他自己亲眼看到一些病例，本条所述，只是说脉迟，里虽虚，但未见里寒重者，大便硬结，里寒重，阳微结这些症状，假如另有厥逆、下利等症，则本方也不得用，用了会更里虚寒了，里虚寒更重了，里急了，应按先救其里，后救其表的定法处之，这些条文，为什么先治其里，讲这个道理。

"若执迷不悟，见汗后有效，而反复发之，必致其津枯肉脱于不起。"书里有一个病例，就是一个山东的女老师，她原先有糖尿病，用白虎加人参汤治疗挺好的，后来感冒了，住进了北京最好的医院。住院后，一发烧就给发汗，烧退了，然后再烧，连续治疗一星期十几天还不好，发烧就退烧，用发汗药，结果请胡老看去了，胡老一看，这个津枯肉脱于不起，他也没办法了，已经没法救了。老发汗是不对的，光治表不治里，这是错误的治疗。

（整理：杨雅阁，喻刚，陶有强）

三十八、桂枝药证与附子药证
临床经验

胡希恕先生曾经指出"辨方证是辨证的尖端"。

经方医学体系，临证中依据症状反应辨六经易，辨方证难，而方药之中，具体药物用量的确定更难。

本文医案及老师讲解，根据冯世纶老师在第26期、29期传承班上《少阴病证治概论》与《太阴病证治概论》讲稿录音整理而成。老师通过具体医案讲解桂枝与附子的用药经验，以及临证如何做到方证对应及药证对应。

医案一：胃肠神经官能症案

某女，66岁，邹城人。

初诊2011年6月14日：尾骨、腰及臀部疼痛遇冷加重，臀部一痛小腹就胀气，气上嗳气，声响非常大，如呼吸机开动，下午17：00开始打嗝一直到第二日天明方止，此打嗝症状有15～16年，失眠20年，同时打嗝也严重影响睡眠，出汗多，夜尿2次，大便可；苔白腻，脉沉弦细。

辨六经属太阳太阴合病，辨方证为茯苓饮加桂枝汤证：

清半夏 15g	党参 10g	陈皮 30g	枳实 10g
苍术 10g	茯苓 15g	桂枝 10g	生姜 15g

九诊2011年10月11日（编者注：此医案为老师亲自记录，二至八诊缺如，但不影响整体阅读）：上方据症变化加减2个多月，症状改善不明显，因

述：左臀部环跳一痛就打嗝，怕冷腰部尤甚。

辨六经为少阴太阴合病，辨方证为茯苓饮合桂枝加附子加桂汤证：

桂枝 15g	白芍 10g	炙甘草 6g	党参 10g
苍术 10g	茯苓 12g	枳实 10g	清半夏 15g
陈皮 30g	川附片 15g	生姜 15g	大枣 4 枚

服药 1 周，腰痛减，但打嗝变化不大。医者心感惭愧，患者却无怨言，坚持来诊 4 个月，反而安慰医者，仔细分析，辨六经辨方证是对的，是否是用量不足？于是原方不变，只是增桂枝为 20g。

十诊 2011 年 10 月 25 日：嗳气已，其他症亦渐好转。

按： 本例病程长达 15 年，属慢性病，证属太阴合并表证，六经辨证是正确的，关键是方药的对应，具体讲是桂枝用量的对应，用桂枝不仅解表，更突出的是降冲逆。

老师解案：

此老太太是邹城的，住在孟府旁边，2011 年 6 月 14 日来诊了，这个老太太有点客气，她说"尾骨、腰及臀部疼痛遇冷加重，臀部一痛小腹就胀气"，老太太说的山东话，"我这个病一疼，这小肚子胀气就打嗝，气上嗳气，那个响声非常大"，她拿出手机，让我们听录的音。她因为是睡着了打嗝，自己也不知道，是她女儿给录的音。我们听了听，那个声音像什么啊？像原先最早的咱们国家使用的电动呼吸机的声音，"咚……咕隆……"那么个声音，下午 5 点就开始打嗝，睡觉时更明显，到第二天早晨才止。这种打嗝症状有 15 ～ 16 年，失眠 20 年，打嗝严重影响睡眠，出汗多，夜尿 2 次，大便还可以，苔白腻，脉沉弦细，我们当时辨六经是太阳太阴合病，辨方证是茯苓饮加桂枝汤证。

当时辨证，就是认为她是轻微的表证，加上桂枝就行了，实际上我们说辨对了吗？吃了以后，知道是不对的，因为这患者来回了好多趟，从邹城跑到北京，已经跑了第九次了。有一次来了以后，我们看，不对证，改成了少阴太阴合病，改为茯苓饮合桂枝加附子加桂汤，桂枝加了 15g，而且加了川附片 15g，治疗以后，腰痛有些减轻，打嗝变化不大，当时我们挺着急的，她倒安慰我们。

我们非常惭愧，治疗这么长时间了，老太太非常体谅，还给我们道歉。

她来了以后，说："上次我给你们说瞎话（假话）了。"

我说："怎么回事？"

她说："上回没效，我怕你们生气，我说有效。"

我说："是我们没能耐，没给你治好，我们不生气，请你多原谅。"

后来仔细辨证，我们看辨证对了吗？头一次辨证没对，茯苓饮加桂枝好像不对，疼得厉害，所以辨成少阴了，加了桂枝也加了附子，这个少阴太阴合病，应该是对了吧？怎么还不见效呢？是不是桂枝量不够啊？把桂枝加量，后来加到20g，结果过了半个月，老太太又来了，告诉我们她好了。

这里头对桂枝降逆有个体会，在这里头，其他证都辨对了，太阳太阴合病不对，少阴太阴辨对了，其他药用对了，桂枝量不够，降逆气力不够，桂枝量加到20g见效了。

老太太还不错，见效了，还来了告诉我们，说"我好了"。

一般人好了，哪还又专门跑一趟，这个患者非常可爱可敬。所以我们应该尽心为患者服务。

应该分析一下这个患者，到了第十诊才好了，这个病例辨证辨对了，说明有些慢性病并不是一下就治好了，做到方证对应，做到药的对应，每个药用多少，量的多少并不见得说有个固定的量，桂枝谁说用10g就行了，时方派、温病派，还有我好多的老师（用量都不大）。我用桂枝，"啊，你开这么量大"，那时叫"钱"，我开3钱，他给我改成1钱半，我给有的老师抄方的时候，用桂枝，他就肯定每次都是这样，3钱他改成1钱半。所以对桂枝的认识，有从临床体会，还要看原文的体会，桂枝是干什么的，是降冲逆的，经方有个特殊的认识，不一样，跟时方派不一样，时方派认为桂枝是辛温散风寒，它不能用于热病、热证的，你看看《用药十讲》，咱们方剂书都是这么讲的，他们对桂枝的认识就不对，跟经方不一致，所以他就不会用桂枝。

这个病例长达15年，属于慢性病，证属于太阴合并表证，六经辨证是正确的，关键是方药的对应，具体讲的是桂枝用量的对应，桂枝不仅解表，更凸显的是降冲逆，我们有这点体会吧。

医案二：风湿病案

某男，65 岁。

初诊 2010 年 11 月 13 日：3 年来双膝关节痛，左膝为重，无四逆，口中和，无汗出，多年耳鸣，大便日二行；苔白根腻，脉细弦。

辨六经为少阴太阴合病，辨方证为桂枝加苓术附汤证：

| 桂枝 10g | 白芍 10g | 炙甘草 6g | 生姜 15g |
| 大枣 4 枚 | 苍术 15g | 茯苓 12g | 川附子 10g |

结果：初诊川附子用 10g，服一周未见变化；二诊川附子用 15g，服一周仍未见变化；三诊增川附子 18g，四诊增川附子为 25g，皆无明显变化，当五诊川附子用 30g 时，则关节痛全然消失。

按： 此是表里合病而表证重里证轻者，应表里同治。方证对应，不仅是药证对应，还包括量的对应。

老师解案：

这位患者是从新疆来的，3 年来双膝关节痛，左膝为重，无四逆，口中和，无汗出，多年耳鸣，大便一天 2 次，苔白根腻，脉细弦，判断他是太阳病还是少阴病，从这个字面上讲，你判断一下，没写恶寒，这个非常不典型，有些病历问诊可能写得不是很仔细吧，但是我们临床见到这个患者时，认为这个关节疼痛时间这么长了，一般不是太阳病，而是少阴病，我们辨六经为少阴太阴合病，辨方证为桂枝加苓术附汤证。

这是一般的量，我们写的川附子，实际是黑顺片，从 10g 开始，最初用 10g，服 1 周没见变化。患者从新疆来，特意来看病的，在这儿住着，不容易，二诊川附子升到 15g，当时怕中毒，结果没有见效，吃了一周没变化，又把附子增至 18g，后来四诊把川附子增到 25g，没有明显变化，所以证明啊，这不是个阳证，是个阴证，吃附子不觉着热，说明没有恶寒仍然是个阴证。主要是关节疼痛，胡希恕说过"一般的风湿疼痛多与少阴有关""痹症多离不开少阴"，有些症状我们没写，恶寒什么的，只是说合并其他症状，没有明显的四逆，我们辨证是少阴太阴合病，后来五诊一看，这个患者挺有耐心的，治疗一个月了，还来找我们，我们心里也觉得对不起人家，赶快想办法吧，把附子增到 30g，吃到 30g 的时候，关节疼痛好了。

这是吃了附子逐渐累加的效果吗？可能有，但是用到的附子的量也是个关键，所以这里头附子的制剂啊，当今是有问题的，给我们了个经验教训。这是我们 2010 年治疗的，2011 年欧阳卫权说"现在的附子最少要用 15g"，目前的附子量得用大点，也可以逐渐地加量，不致于附子中毒，药量用到恰到好处，做到方证对应才能见效，方证对应不仅是药证对应，桂枝加附子加苓术，这个方证对应了，但是量不够，它也不叫对应，量也得注意。

【临证体会】

中医将药物的应用指征称为"药证"。

桂枝与附子，是临证中最常用的经方本草。黄煌教授在《中医十大类方》中把桂枝、附子的应用指征称为"桂枝证""附子证"。桂枝证由两部分组成：①发热或自觉热感，易出汗，甚或自汗，恶风，对寒冷敏感，关节痛；②自觉腹部有上冲感或搏动感，心动悸，易惊，烘热，失眠。附子证身冷畏寒、精神萎靡、倦卧欲寐、脉沉细微弱、舌质淡苔白滑润，为"虚寒证"，为"阴证"。

吉益东洞先生在《药征》中将桂枝药证总结为"主治冲逆也，旁治奔豚头痛、发热恶风、汗出身痛"；将附子药证总结为"主逐水也，故能治恶寒、身体四肢及骨节疼痛，或沉重，或不仁，或厥冷，而旁治腹痛、失精、下利"。

中医不传之秘在于药量，很多中医名家对某些中药的用量令人叹为观止，如张锡纯先生临证妙用生石膏，量大者或至七八两而力挽狂澜；火神派吴佩衡先生附子用量有达 400g 者，人称"吴附子"；汪承柏教授"凉血活血重用赤芍"治疗重型淤胆性肝炎，赤芍用量达 300g；黄仕沛教授对大剂麻黄的应用得心应手，在病情需要的时候可用至 35～45g。

桂枝用量，常规剂量发汗解表，如桂枝汤用桂枝三两；大剂量则降冲逆，如桂枝加桂汤用桂枝五两。

附子用量，小剂量附子可调节机能治疗一些慢性病，如薏苡附子败酱散，胡希恕先生说："薏苡附子败酱散……附子可不要重用啊！我用薏苡附子败酱散这个方药是药量较重的，薏苡仁差不多用一两，败酱草可以用五钱，附子一钱到二钱，对一般很顽固的皮肤病挺好使的。"大剂量附子可救垂绝之阳、挽暴脱之阴，如李可老中医创制破格救心汤，方中根据病情轻重，炮附子一般用至 30～120g，若病情危重，则直接使用生附子。

　　冯世纶老师在临床中治疗痹症时附子多用 20 ～ 30g，他临床多用白附片，或根据药房情况酌情选用黑顺片、黄附片，若患者自备有生附子，冯老则嘱患者用生附子（如为一患者开白附片 35g，因患者自备生附子，老师修改为生附片 15g 先煎）。

（整理：杨雅阁，喻刚，陶有强）

三十九、经方治疗小儿肺炎支原体肺炎的经验

2023 年 9 月，步入开学季后，一场秋雨一场寒，多地渐出现小儿肺炎支原体肺炎高发的情况。肺炎支原体肺炎是我国 5 岁及以上儿童最主要的社区获得性肺炎，是肺炎支原体感染引起的肺部炎症，可以累及支气管、细支气管、肺泡和肺间质。目前小儿肺炎支原体肺炎的主要治疗是大环内酯类药物的应用，但耐药问题逐渐显现并日趋严重，难治性肺炎支原体肺炎及大环内酯类药物无反应性肺炎支原体肺炎逐渐成为临床无可回避的问题。

中医经方治疗小儿肺炎支原体肺炎具有独特优势，可减少抗微生物药物的不合理使用、减少后遗症、降低病死率、缩短治疗时间、减轻医疗负担等。

笔者在中西医协同门诊，应用胡希恕经方医学，结合老师的临证经验，"根据症状反应，先辨六经继辨方证"治疗小儿肺炎支原体肺炎，疗效显著。在医院领导的统筹安排下，全院多学科联动，经过对医院儿科病房大量支原体肺炎患儿的临床观察分析，总结应用小儿肺炎支原体肺炎的经方序贯治疗方案：柴胡桂枝合理中加桔杏曲膏汤（小儿支原体肺炎 1 号方）、桂枝合半夏厚朴合肾着加桔杏苡曲汤（小儿支原体肺炎 2 号方）。

发病 2～4 天的患儿，症状反应多表现为发热、咳嗽、咳痰、汗出、口干、大便不畅、苔白腻、脉弱、腹诊胁下痞硬等，辨六经为太阳少阳阳明太阴合病，治以和解半表半里、解表清里、温中健胃，辨方证为柴胡桂枝合理中加桔杏曲膏汤。经大量肺炎患儿用药观察病情后，发现多在用药 1～2 剂后，快

速控制发热，缓解汗出、咳嗽、纳差等症状，缩短病程。

发病 3～8 天患儿，虽体温控制正常，但仍有咳嗽、纳差、汗出、脉弱等症状，辨六经为太阳阳明太阴合病或太阳太阴合病，治以解表祛饮、温中健胃，辨方证为桂枝合半夏厚朴合肾着加桔杏苡曲汤。

经医院中西医协同专家组协商讨论后，将"柴胡桂枝合理中加桔杏曲膏汤"命名为小儿支原体肺炎 1 号方，"桂枝合半夏厚朴合肾着加桔杏苡曲汤"命名为小儿支原体肺炎 2 号方，在医院儿科门诊及住院病房推广应用。经数十例患儿临床应用观察，效果显著，可快速控制发热，缓解咳嗽，改善病情，部分患儿在 5 天后复查胸部 CT，对比发现，炎症明显吸收，病情快速逆转。

具体方药剂量及用法见文末附录。

【典型病例分享】

医案一：

患儿某男，9 岁 7 个月，儿科（西）+10 床，于 2023 年 9 月 23 日以"咳嗽半月"为代主诉入院。

现病史：半月前无明显诱因出现犬吠样咳嗽，有痰不易咳出，其间有发热，最高体温 38.3℃，在家自行服用布洛芬、地塞米松等，体温控制，但咳嗽未见缓解，门诊查肺炎支原体 IgM 抗体阳性；胸部 CT 示双肺多发炎症，右肺为著；诊断肺炎支原体肺炎。入院后抗微生物药物应用如下：阿奇霉素、头孢哌酮钠舒巴坦钠抗感染。

2023 年 9 月 30 日查房，刻症：汗出，唇干，纳差，咳嗽，咳痰，舌淡，苔白腻，脉弱。辨六经为太阳阳明太阴合病，辨方证为桂枝合半夏厚朴合理中加桔杏苡曲汤证，于 9 月 30 日晚口服桂枝合半夏厚朴合理中加桔杏苡曲汤。次日患者症状明显改善，咳嗽、咳痰明显减轻，进食改善，后患者症状逐日好转。于 2023 年 10 月 2 日复查胸部 CT：双肺炎症复查，对比 2023 年 9 月 23 日片，明显吸收好转（图 1）。后继续服药，治愈出院。

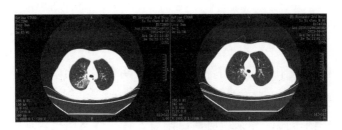

图 1　医案一患儿中医经方治疗前后胸部 CT 对比
（左图为 9 月 23 日，右图为 10 月 2 日）

医案二：

患儿某男，6 岁 1 个月，儿科（西）16 床，于 2023 年 9 月 27 日以"发热、咳嗽 3 天"为代主诉入院。

现病史：3 天前无明显诱因出现发热，最高体温 39.9℃，咳嗽、咳痰，在家口服"蒲地蓝消炎口服液、金振口服液、小儿柴桂退热口服液、布洛芬混悬液"等，效果不佳，门诊查血常规：白细胞 6.67×10^9/L，中性粒细胞比率 69.3%，淋巴细胞比率 24.7%，CRP 5.56mg/L。入院后查肺炎支原体 IgM 抗体阳性；胸部 CT（9 月 30 日）示双肺炎症；诊断肺炎支原体肺炎。入院后抗微生物药物应用如下：阿奇霉素、头孢哌酮钠舒巴坦钠抗感染。

2023 年 9 月 30 日查房，刻症：反复发热，汗出，唇干，纳差，咳嗽，咳痰，白黏痰难以咳出，咳声重浊，夜间加重，精神倦怠，大便可，舌淡苔白腻，脉细弦数，腹诊胁下痞硬。辨六经为太阳少阳阳明太阴合病，辨方证为柴胡桂枝合理中加桔杏曲膏汤证。9 月 30 日晚服药，次日热退，后未再发热，咳嗽减轻。10 月 2 日口服桂枝合半夏厚朴合肾着加桔杏苡曲汤，继续改善咳嗽、汗出、纳差等症状。后症状逐日好转，于 10 月 5 日复查胸部 CT：双肺炎症复查，对比 9 月 30 日片，炎症明显吸收好转（图 2）。准予出院。

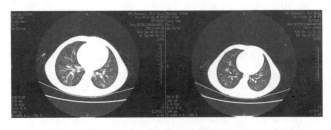

图 2　医案二患儿中医经方治疗前后胸部 CT 对比
（左图为 9 月 30 日，右图为 10 月 5 日）

医案三：

某女，9岁7个月，儿科（西）35床，于2023年9月27日以"发热、咳嗽4天"为代主诉入院。

现病史：4天前无明显诱因出现发热，体温最高39.3℃，咳嗽，咳痰，门诊查血常规：白细胞$6.7×10^9$/L，中性粒细胞比率65.3%，淋巴细胞比率27.5%，CRP 18.92mg/L，肺部CT（9月27日）示左肺上叶及下叶炎症部分实变，建议治疗后复查。入院后查肺炎支原体IgM抗体阳性；诊断肺炎支原体肺炎。入院后抗微生物药物应用如下：阿奇霉素、头孢哌酮钠舒巴坦钠抗感染。

2023年9月30日查房，刻症：汗出，纳差，咳嗽，咳痰，大便1日未排，舌淡，苔白腻，脉弱。辨六经为太阳阳明太阴合病，辨方证为桂枝合半夏厚朴合肾着加桔杏苡汤。于9月30日晚服药，后症状快速缓解。10月2日诉咳嗽咳痰减轻，应家属要求继续服药。于10月5日复查胸部CT示：左肺炎症，对比9月27日片示，较前明显吸收好转（图3）。10月6日查房患儿基本不咳嗽，少量痰液，舌淡红，苔转白，CT示双肺炎症较前明显吸收好转，治愈出院。

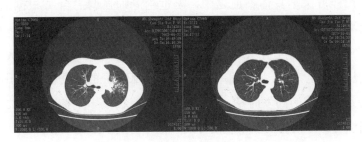

图3　医案三患儿中医经方治疗前后胸部CT对比
（左图为9月27日，右图为10月5日）

医案四：

某女，7岁5个月，门诊患儿，于2023年9月22日以"发热并咳嗽、咳痰8天"为代主诉就诊。

现病史：8天前出现发热，体温最高39.6℃，伴咳嗽，至上海某三甲儿童医院就诊，先后应用阿奇霉素、头孢曲松抗感染治疗，反复发热，体温难控，咳嗽逐渐加重，渐出现咳痰、呼吸困难，后查胸部CT提示两肺炎症；临床诊断考虑肺炎支原体肺炎，2天前应用甲泼尼龙抗炎治疗。患儿于1天前从上海至郑州治疗。

9月22日刻症：反复发热，咳嗽，咳痰，痰黏难以咳出，口干口苦，胸闷，纳差，乏力，精神倦怠，大便不通，苔腻黄，脉细弦，两肺湿啰音，右肺为著。辨六经为太阳少阳阳明太阴合病，辨方证为柴胡桂枝合理中加桔杏苡膏汤证。9月22日服药，后未再发热，咳嗽减轻，大便通畅。服药6剂后9月28日复诊，仍有咳嗽、咳白痰，两肺湿啰音明显好转；口服桂枝合半夏厚朴合肾着加桔杏苡曲汤5剂，治愈返回上海。

【小结】

实践是检验真理的唯一标准，应对感染性疾病，不论是新冠、甲流，还是支原体肺炎，中医经方医学经过临床实践验证可快速有效控制病情，缓解症状，减少重症及后遗症。

在肺炎支原体对大环内酯类药物的耐药不断攀升的当下，救治患儿该如何选择，中医经方医学以其"简便效廉"的优势，应是不二之选。

在应用经方医学具体临证之中，冯世纶老师强调："经方根据症状反应，论其证而不是论其因，问清症状，问疾病的浅深，对于这个疾病，本草石之寒温，根据症状反应，先辨六经继辨方证……当前的患者有什么症状就用什么药，不能从病因上考虑，西医检查做参考，今天辨证的依据根据当下的症状。"

在感染性疾病的高发时期，冯世纶老师建议："患者多时或较忙时用序贯治疗，当患者少时或病情复杂或治疗后疗效不好时，还是要依据症状反应，辨六经辨方证。"

【附录】

将河南省直第三人民医院小儿支原体肺炎中医经方协定方（序贯治疗）录于此，仅供参考，请在专业医师指导下依据症状反应特点辨证应用，病情复杂的特殊患儿，可个体化辨证施治。

小儿支原体肺炎 1 号方

● 适应证：小儿支原体肺炎表现为发热、咳嗽、纳差、汗出、脉弱、腹诊胁下痞硬等症状反应。

● 辨六经：太阳少阳阳明太阴合病。

● 辨方证：柴胡桂枝合理中加桔杏曲膏汤证。

● 方药：柴胡 30g，黄芩 10g，姜半夏 15g，党参 10g，炙甘草 6g，桂枝 12g，白芍 12g，桔梗 10g，杏仁 10g，白术 18g，炒神曲 15g，生石膏 30g，炮姜 10g，大枣 15g。

● 剂型及汤液量：煎汤，1 剂 2 包，1 包 100mL。

● 用法：6 岁以上儿童，1 次 1 包，1 天 2 次；3 ～ 6 岁儿童，1 次半包，1 天 2 次。

小儿支原体肺炎 2 号方

● 适应证：小儿支原体肺炎表现为咳嗽、汗出、纳差、苔腻、脉弱等症状反应。

● 辨六经：太阳阳明太阴合病。

● 辨方证：桂枝合半夏厚朴合肾着加桔杏苡曲汤证。

● 方药：桂枝 12g，白芍 12g，炙甘草 6g，姜半夏 15g，厚朴 10g，茯苓 15g，紫苏子 12g，炮姜 10g，桔梗 10g，杏仁 10g，苍术 18g，生薏苡仁 30g，炒神曲 15g，大枣 15g。

● 剂型及汤液量：煎汤，1 剂 2 包，1 包 100mL。

● 用法：6 岁以上儿童，一次一包，一天两次；3 ～ 6 岁儿童，一次半包，一天两次。

（学术指导：冯世纶老师；

整理：杨雅阁，宋瑞捧，毕金凤，张小珂，张近远）

附篇　始终理会识附子
——临床应用附子体会

按：本文为"第十四届全国经方论坛"冯世纶老师讲座（2023年6月23日）《始终理会识附子——临床应用附子体会》的录音整理文字版。

学用附子的体会，现在我把这个"作业"写好了，向大家做汇报，有好多不足的地方希望大家提出批评指正。今年大会关于附子的应用，我的题目是《始终理会识附子》，认识附子，就是床应用附子的体会吧。在这里，我们缅怀胡希恕先生，是因为胡希恕先生阐明了经方的理论体系，对经方的研究做出了突出的贡献。

怎样正确应用附子呢？这个问题，我的简单回答是："本草石之寒温，量疾病之浅深。"这是什么意思啊？怎么应用附子啊？这不是《汉书·艺文志》里的一句话吗？这句话怎么理解呢？实际上应该这样理解，这是经方的主要核心理论，就是说怎样应用附子呢，要用经方的理论。《汉书·艺文志》记载的这一句话，就讲了中医的主要理论，一会儿下面我们还要讲。怎样用附子？必须先认识到中医有两大理论体系，有医经和经方，医经和经方用附子的理念，它是不一样的，下边我们讲。

要真正理解不是一时半会儿的，我提出了应"始终理会"。胡希恕先生提出了要读懂《伤寒论》要始终理会，这个意思挺多的，得知道它是什么意思。

第一个问题我们讲什么叫经方？什么叫经方呢？应该到《汉书·艺文志》里找答案。为什么提出这个？因为有不少辞典、辞书啊，认为经方是指《伤寒论》《金匮要略》书中的方，欠妥。《汉书·艺文志》的记载是正确的。《汉书·艺文志》怎么记载呢？很明确，什么叫经方呢？是"本草石之寒温，量疾病之浅深，假药味之滋，因气感之宜，辨五苦六辛，致水火之齐，以通闭解结，反之于平。"这一段话，有的可能猛一听啊不太理解，慢慢体会就会理解了，这讲的是什么呢？什么叫经方呢？就是治病用八纲的医药学理论体系。药的寒温呢，那就是八纲，疾病的浅深那也是八纲，浅深、表里，这都是八纲的概念，所以它的代表著作是《伤寒论》，大伙都知道了。实际上，历史上一些文献记载把经方称作"汤液"，又称作"仲景医学"，又称作"神农"，又称作"农伊"。

《汉书·艺文志》还记载了什么叫医经。什么叫医经呢？治病用经络脏腑的医药学理论体系，它的代表著作为《黄帝内经》（以下简称《内经》）和《难经》。在历史上，文献当中又把医经称作什么啊？岐黄、时方、哲学医，这里头要知道岐黄不代表整个的中医，它只是代表医经，没代表经方，这个要搞清楚。我们的经方不是哲学医。两家的形成是道法自然，是术不同，思维理念不同，是原始、原生态的理论。说明中医自古即存在两大理论体系，神农时代就存在的，经方与《内经》是明显不同的理论体系。《汉书·艺文志》很明确地为我们记载了：经方是指的一个原创思维理论体系，不是指方剂。这两家的医学体系有个特点，经方治病的特点是什么？论其证！谁先提出来的，大伙知道吗？章太炎。医经呢，它治病的特点是论其因。两个医学体系，治病方式方法是不一样的。所以说《辞海》的注解说经方为中医学名词，古代方书的统称，后世称张仲景的《伤寒论》《金匮要略》等书中的方剂为经方，这是错误的，这错误非常严重。我们熟悉一下我们的医学史，"医之始，出于巫"，上古神农时代医巫分家，中医就出现了两大理论体系，一个是经方一个是医经，这两大理论体系。这两大理论体系的形成啊，它是道法自然形成的，是什么呢？主要是术不同、祖系不同、原创思维理念不同，这是道法自然形成的。

我们看一看，经方的基础理论是什么。它是八纲，八纲大家都知道吧，寒热虚实阴阳表里，主要理论是这个，后来形成了六证，王叔和、成无己注释成了六经，这是错误的。医经的基础理论是什么呢？脏腑经络、五运六气，五行六气。治病方式方法不同，经方治病方式方法又是什么呢？依据症状反应，论其证。医经呢，是审因论治，不一样吧。主要学术不同是什么啊？经方的学术特点是什么啊？论其证，"本草石之寒温，量疾病之浅深"，这就是说论其证嘛。医经是论其因，"以起百病之本"。这是《汉书·艺文志》记载的，就说明了它治病的特点辨病求因，注重辨病因，你受了风寒，我散风寒，你受了风热呢，我散风热，肾虚了补肾，脾虚了补脾，"以起百病之本"，说得很清楚，不一样吧。所以胡希恕在注解《伤寒论》前三条的时候，批判成无己的注解是错误的，错误在哪里？"以现象当本质"。它的理论根据是来源于《汉书·艺文志》，在讲第2条、第112条的时候，听那一段录音就知道了。

20世纪50年代至60年代，胡希恕自己办学的时候写的讲义——《温病条辨》讲义，他在讲义里主要批判了吴鞠通"论其因"，我们出版了1955年胡希恕讲义，这两本都是一样的，其中有一段批判吴鞠通用六气治病，有这么一段按语："六气虽可为发病的诱因，但非致病的要素，要知运气以示病理，以讲方治，实属无稽之谈。"看批评得多厉害。还有1982年胡老的一段讲话，我们听录音可能听到过，他讲："中医要自强，我们要想提高中医，认识方面就要提高，有些西医看咱们不科学的，不科学是因为咱们没有把整个的方法给人家看，有些中医专家给人家看的全是不科学的一套东西，你可知道？所以人家瞧不起中医（这是有原因的，其中有我们自身的原因）……"

业内的人士，渐渐认识到"论其因"的弊端，如娄绍昆先生，刚才咱们冯主任（冯学功）提到了悼念娄绍昆先生，在这里我们缅怀一下娄先生吧，他是著名的经方家，他对经方的理论研究做出了贡献，在这里我们特别缅怀他对经方理论的研究贡献。你看他在一本书里说了，"中医从失败中认识到光是注重外因致病是片面的，受了风受了寒，一定寻找机体内部的抗病反应，温病学说在病因病名方面，给后学者留下遗憾，如春温、冬温、暑温、湿温等病名，使人们对疾病的认识更加模糊，中医的病因学说对中医辨证的消极影响值得重视"。你看看娄老在这里提出来的这个病因学说对中医辨证起到了消极作用，值得我们重视。陆渊雷在《伤寒论今释》中说道"温病之说，最缴绕而最无理，至今为中医学进步之大障碍"，提得多严重，他毫不客气，（指出）这个温病学说阻碍了中医的进步，可是现在有人却把它当作四大经典，你看看合适不合适啊，我们要好好学习。在这里，咱们讨论嘛，我们开会开的是学术会，就是针对不同的意见展开不同的讨论，我在这里学习、写作业的时候，认识到这一点拿出来跟大伙讨论，不知道对不对，大伙一块儿讨论。类似的报道也挺多的，广大中医人士在中医理论上的认识不断提高，看到论其因存在的问题，通过这次三年的疫情，广大的中医爱好者，在座的各位"张仲景"，都有所提高。

这里有一篇网络下载的文章，原创科学公园 2022 年 1 月 13 日 17 点 43 分下载的这么一段文章。我们看一看，这个文章的标题是"听中医大师们诊断新冠，我整个人都裂开了！"这个题目很醒目，什么原因呢？我们看看啊。

"新冠疫情席卷全球两年以来，中医大师们也积极参与其中，但是不同于西医学，大师们对于新冠肺炎的看法，至今没有一个统一的定论，光是在辨证疾病机理这一方面，就吵得好不热闹。有的认为新冠肺炎属于寒湿疫，有的认为是温热疫，有的认为是湿毒疫，有的认为是湿疫而非火疫，有的认为是'湿、热、虚、毒、瘀'五种，跟寒无关，不一样啊，还有的认为是湿热疫，有的认为是温热浊毒。"等等等等，还有，举这么多吧！

为什么没有个统一的认识呢？不在个人，主要原因要从理论上找，从理论体系上找原因。什么原因呢？就是论其因，他们讲的都是从病因上探求，结果呢？得不到统一的认识，这个主要根源在哪？理论论其因。所以胡希恕批判论其因是以现象当本质，以外在的现象，本质你不知道，抓不到它的主要问题所在，认识不到事物的本质，所以这种理论有问题。

这里头讲，我们经方辨证用附子，不是从病因辨证的，和医经是不一样的，怎么辨证呢？中医治病用附子就是"本草石之寒温，量疾病之浅深"。咱们再细分析一下这句话，"本草石之寒温"是八纲吧，"量疾病之浅深"，实际也是八纲，但它是八纲中讲的什么？病位。寒温讲的是病性，疾病之浅深是病位。中医经方的病位有几个？有个特点，浅在表啊没问题，深呢？经方的病位从表往里走，第二层是半表半里，第三层才是里。就是说表、半表半里、里三个病位，所以三个病位两种病情，形成了六证，实际上"量疾病之浅深"讲的就是六证，后来成无己给注释成了六经，所以经方认识附子有它的特点。《神农本草经》记载："味辛，温，主治风寒咳逆，邪气，温中，金创，破癥坚积聚，血瘕，寒湿痿躄，拘挛，膝痛不能行步。"治疗这些症状，所以它是论其证的，没有说它有毒。但是陶弘景啊，他是道家，道家讲天地相应嘛，上品一个天，中品一个人，下品一个地，地是什么呢？主治病的一些药，应地啊，主要用来治病的一些药，他在注解的时候这个下品啊，是主治病以应地，多毒，所以这个下品一般多毒的，不可久服，但是附子呢，直接没记载它有毒，这是要说明的。

但是医经呢，它认为中药附子是一个温里药，药性辛、甘、大热、有毒，归心、肾、脾经，用归经去治疗的，这是论其因啊。所以李时珍以后，认为附子有毒，可以温里。用经络脏腑牵强附会，对临床应用附子造成不良影响，对解读《伤寒论》造成了障碍。这是我们要明确的。

我们开会的时候，有人问：附子可以治发热吗？在座的知道吗？附子可以治发热吗？可以吧，这是经方派的回答。所以为什么提这个问题啊，我们说这是个医经之问，为什么呢？我们看看，说中医有两大体系，医经辨证论其因，它治疗的是病因，伤风了散风寒，见热了散风热，肾虚了补肾，它是针对的病因。所以你是寒证我祛寒，从论其因上审因论治来说，附子是热的，治寒证，热它不能治，是不是啊，它顺理成章，医经是这样认识的。

经方是论其证，所以论其证就可以治发热，你有什么根据吗？《伤寒论》有好多记载，91、92、317、370、386、388、389条等，这都记载了附子治疗发热。

经方与医经啊，治病的方法不同，章太炎在《伤寒论今释·序》里头有过论述。章太炎在序里有这么几句话，"抑余谓治《伤寒论》者，宜先问二大端"，你要研究《伤寒论》读懂《伤寒论》，先要弄清楚两大问题，两大端，哪两大端？两大端者何？他这儿回答了，一大端就是一曰，二大端就是二曰，第一大端就是讲的"伤寒中风温病诸名，以恶寒恶风恶热命之，此论其证，非论其因，是仲景所守也"，这是说张仲景治病是论其证的，不是论其因的，这是在《伤寒论今释·序》里头章太炎明确了这个观点，经方治病的特点是论其证。辨病因是指治疗针对的是病因，所以附子是温的，当然是治寒证，不能治热证了，所以说附子能不能治疗发热呢？这是医经之问，经方《伤寒论》早有说明了，它可以治疗发热。这次疫情好多人用附子、附子理中治疗新冠，治疗发热效果非常好，说明这个问题。

1927年，上海霍乱大流行，曾经形成了"医经论其因，经方论其证"的"霍乱论争"是怎么回事啊？这就是1927年，以王一仁为首的论其因，认为霍乱出现发热腹泻，成因多是"心脏亢热过甚"，他从病因上辨证是心脏亢热过盛，是个热证，是吧，治宜用黄连解毒汤加味，治疗了几例呢？未见报道。以章太炎、张赞臣为首，根据症状反应辨证，论其证，认为霍乱临床症状多表现为外热而里虚寒甚证，治用"四逆汤、通脉四逆汤救之"，所治26人，均得愈，而未亡故一人"。这是历史上有报道的，在《章太炎全集》第八部分第13页。曾经有一部电视剧演的这个故事，但是故事的编剧者把四逆汤改成了藿香。王一仁当需用附子时，该用附子了他不会用，为什么？论其因，所以他不会用附子。我们讲讲经方怎么用附子。刚说了"本草石之寒温，量疾病之浅深"，怎么用附子？经方用附子不同医经，只限于温里药，它是温里药，而经方认为附子啊用于六经，用于里证、表证、半表半里证、表里合并病证，能治疗发热。这里头讲一下，所以大致说一说吧。

经方用附子啊，在《伤寒论》中有33个方，包括《金匮要略》，可知附子是经方应用最多、最广、最重要的药物之一。实际上，我们说它用于两个方面。第一个用于急救，汉代用附子与《神农本草经》有不同的地方，什么不同啊，最突出的就是发展用于急救，见于四逆汤、通脉四逆汤、通脉四逆加猪胆汁汤、茯苓四逆汤、干姜附子汤、乌头赤石脂丸等诸多的方证，这是继承了《神农本草经》对附子的认识，又增加了新的临床实践经验总结写成的，古今皆能验证，现在我们也能验证，如用其治疗霍乱、心衰、新冠等多有报道。

胡希恕先生认为：附子有温中祛寒、亢奋人体机能沉衰的作用，有通脉强心的作用。是因为解读了经方用附子的诸多方证，明确指出，附子是经方急救、通脉强心的有效药物，并指出强心救逆、振兴沉衰的主要药是附子配干姜，而不是人参。现在心脏病专科用药用人参强心，独参汤强心，因为人参性偏凉，生脉饮加上麦冬更凉，所以它基本没有强心的作用，凸显了经方通脉强心与后世方的不同观点，所以这个里头我们说的急救用附子，根据我们的临床经验必须用生附子。现在用黑顺片，这个效果不行，耽误人的，必须用生附子，因为《伤寒论》都是附子一枚，通脉四逆汤大者一枚，为什么啊，小了不行啊，大的才行，量要多，必须用生的，按现在来说15g以上，这是少了不行，小的一枚起码是15g，这是经验吧，张仲景的一个经验。

第二个是附子用于六经，治疗六经病，六经证。正确应用附子啊，必须用六经来治，六经的理论，六证的理论，像太阴里证、少阴表证、少阴太阴合病证、阳明太阴合病、厥阴病、太阳太阴合病等，附子用于六经证的治疗。

下面我们用一点时间，看看具体用药吧。

治里证太阴，我们从病例来看，胡老的一个病例。

某男，38岁，病历号134809，1964年4月6日初诊。1961年患无黄疸型肝炎，那时肝炎大流行嘛，以后肝功能正常，但长期四肢冰冷，时有腹胀，右胁及胃脘疼。先找西医治疗无效，后求助中医多方治疗，效也不明显，审其方药多为疏肝理气治类。找胡老看的时候症状是：腹胀，饭后明显，时胃脘及胁痛，四肢逆冷，晚上常用热水袋焐脚，但半夜常因冷而醒。检查：肝大一指，质中硬，轻微压痛，心下有振水声。舌淡苔白，脉沉细。把这字标红啊，意思是什么？我们是根据症状反应辨证，标红的字体，辨六经，六经是什么啊？太阴病，没表吧，没有表证，没有半表半里，是里证，里证是寒证还是热证呢？里寒证是太阴病。辨方证呢，辨六经以后辨方证，为四逆汤方证，炙甘草10g，这10g实际是三钱，我们大概折算，干姜8g是两钱半，制附子15g就是五钱。

结果：上药服三剂，四肢冷大减，已不用热水袋焐脚，仍腹胀，上方加枳壳、陈皮、党参，随证加减，服3个月腹胀消。

这个病例很简单，但是治疗对症疗效快，也就是说我们用附子在这儿干嘛？温里，可以这么说。

第二个是治疗表证少阴病，具体病名是骨质增生，这是我跟胡老到首都机场看的一个患者。

某女，33岁，首都机场门诊患者，初诊日期1966年3月25日。因腰背疼在积水潭（医院）、北中医检查均诊断为"脊椎骨质增生"。近来头晕、头痛、目胀、下肢关节胀疼，手麻，乏力，四肢逆冷，易汗出，恶寒，舌苔白舌质淡，脉沉细。

还是根据症状反应辨六经，能辨出来吗？这有表证吗？恶寒，这明显的表证，是阴证还是阳证啊？是太阳病是少阴病啊？是少阴病表阴证。所以辨方证呢？桂枝加附子汤证，这是《伤寒论》第20条，这个方大伙都熟悉。具体用药，桂枝10g，白芍10g，炙甘草10g，生姜10g，大枣4枚，制附片10g。我们看这个剂量是很小的，附子用的是10g。结果：上药服3剂，痛减，四肢逆冷好转，服1个月后全身症状好转。这里附子起什么作用呢？是温阳强壮解表的作用，它不是温里温心肾，经方是这么认为的。

相类的方证好多：麻黄附子甘草汤、麻黄附子汤、桂枝去芍药加附子汤、桂枝附子汤、乌头桂枝汤、乌头汤等。

第三个治疗半表半里证厥阴病，某女，51岁，中日医院病例号205096，初诊日期 1987 年 7 月 7 日，星期三下午 3 点，突发呕吐，右上腹攻痛，每 5 分钟呕吐 1 次，为胃内容物及黄水，于本单位（农科公司）肌注阿托品及杜冷丁，腹痛暂缓解，但不久痛又作。来中日友好医院急诊室了，做 B 超，诊断为"胆道蛔虫症"，注射阿托品及吗啡止痛。10 点又痛难忍，故来急诊输液，青霉素滴注，效果不显，准备手术，找到我了，第二天又恶心呕吐黄水，右上腹痛甚，找中医治疗了。我们会诊的时候，口苦、咽干，但不思饮，自己感到一会儿冷一会儿热，大便溏稀，右上腹压痛，墨菲征阳性，舌暗舌苔白润，脉沉细。

根据这些症状我们来辨证，能辨出来吧，不是在表，表证不明显吧。在半表半里，因为有口苦咽干，所以是半表半里，阳证还是阴证啊？因为拉稀，苔白脉沉细，这些症状我们说属半表半里的阴证厥阴。辨方证为乌梅丸汤证。

具体用药：乌梅 15g，党参 10g，川椒 15g，细辛 6g，黄连 6g，干姜 6g，桂枝 10g，制附片 6g，当归 10g，黄芩 10g。这里没有黄柏，用黄芩代替了，这是乌梅丸原方换了黄柏为黄芩。

结果呢？吃了药以后，1 点钟服药，2 点痛止住了，吐也止住了。服了两剂以后，胁痛未再发作，B 超检查看不到蛔虫了。

所以这个病我们中医怎么治的呢？辨证是上热下寒，附子是怎么用呢？是温下寒而清上热，上热下寒，附子能治疗上热。

第四治疗合病，附子还可以治疗合病。

第 1 个治疗少阴太阴合病，慢性鼻炎这个病例。

某男，47 岁（乙肝患者），1984 年 10 月 28 日初诊（这个男患者是我们医院的职工）：反复头痛 5 个月，近 1 个月来加重，曾采用中医、西医治疗都无效，困惑乏力、精神疲惫、没劲、没精神，找名中医多以补肾为治不见寸效。他的症状为：头痛绵绵，时轻时重，伴头晕乏力，白天昏昏欲睡，晚上睡眠多梦，经常有鼻塞，恶寒，手足冷，口中微黏腻感，舌苔白根腻，脉沉细。

这是症状反应，我们根据症状反应辨证是什么啊？少阴太阴合病。辨方证呢？麻黄附子细辛汤证，用麻黄 6g、川附子 6g、细辛 6g。当时我还记得两毛二一剂，当年（1984 年）价格两毛二。他说你给我就开三剂啊，他们都给我开七剂啊，我说我开三剂都没把握，你先吃吃看吧。结果患者吃了一剂就见效，减轻了，三剂就好了。所以他给我起了个外号叫冯三副，这个病人我印象比较深，简单的几味药治好了。所以我们中医理论怎么说呢，这个是表里合病，表属少阴，里属太阴，所以是少阴太阴合病。所以用附子干嘛？这附子是用来强壮解表的，附子和麻黄在一块儿是来解表，细辛来治疗饮的，解表同时治疗里饮，同时治疗，这样才能见效。

相类方证有很多的，白通汤、桂枝去芍药加麻黄附子细辛汤、桂枝附子去桂加白术汤、甘草附子汤、真武汤等，都是这一类的方子，属于少阴太阴合病。

第 2 个就是少阴阳明太阴合病。

某男，53 岁，2009 年 9 月 28 日来找我看病。1 年多来，患者胸闷胸疼，在晋州、石家庄医院做心电图示：ST 段下降，T 波低平，阵发室性期前收缩。诊断为冠心病，吃了专科病药好多了，也吃中药，中药西药都吃，结果效果不好，他不能参加劳动，歇了一年了，后来找我来了。当时症状是这样：左胸前及后背闷痛或刺痛，发作无明显规律（不一定什么时候发作），但稍干力气活则胸疼发作，故在家休息一年多，（还有什么症状？）口微干，手足凉，易汗出，有时头痛，小便频，夜尿 3～4 次，舌苔白根腻，脉沉弦细。

症状反应是这些，所以我们经方根据这些症状分析，根据症状反应辨六经嘛，辨为少阴太阴阳明合病，辨方证呢，薏苡附子散合五苓散汤证。

具体用药：生薏苡仁 18g，川附子 10g，桂枝 10g，茯苓 12g，泽泻 12g，猪苓 10g，苍术 10g。

结果：上药服三剂，小便频减，胸闷胸痛发作减，增加川附子为 15g，原先 10g，继服一周，胸闷胸疼偶有发作，小便如常，继增加川附子为 18g，去猪苓、泽泻。这是凉药啊，因为小便也好了，没有小便不利了，所以把猪苓、泽泻去了。服一月，患者已无胸闷胸疼发作，可做轻体力劳动。

这里头附子是干嘛的呢？是强壮解表，同时也治里饮，这个附子在这里是起解表的作用。所以《金匮要略》记载有"胸痹缓急者，薏苡附子散主之"，我们这里头用的薏苡附子散，是说胸痹这个疼痛啊，长期不愈，现在叫冠心病，常有虚寒湿郁的一些证，而呈现顽痹胸痹，这个患者呢，因为有小便不利、汗出、头疼等表证，故属于外邪里饮，合病，不是单纯的薏苡附子散了，饮郁化热以后，故呈现了少阴太阴阳明合病，而方证属于薏苡附子散合五苓散方证，这个做到了方证对应，效果比较明显。附子还用于阳明太阴合病，如薏苡附子败酱散，这是阳明太阴合病，大黄附子汤证、附子泻心汤证等证。所以附子应用，配合其他的药，治疗不同的证。

第3个太阳太阴合病，治疗肠系膜淋巴结核，这一个病案，这是一位老师。

某男，48岁，良乡中学教师。1965年11月23日初诊：1962年12月曾患胸膜炎，长期发热、腹痛、血沉快、自汗、盗汗，西医诊断为肠系膜淋巴结核。本次高热、腹痛已半月，曾服中药10剂不效，来京找胡老看病的时候，症见：自汗盗汗甚，腹痛剧甚，胃脘亦痛，午后高热40℃，舌苔白微腻，脉沉弦紧。

你看在《伤寒论》里能找一些相类的条文吗？实际有好多类似的，像92条"病发热头痛，脉反沉，若不差，身体疼痛，当救其里"有点近似吧，我们根据症状反应，辨六经是太阳太阴合病，当然这个太阴是非常重的，腹痛剧甚，咱们加了个剧甚，里急，也就是厉害。辨方证呢，急救其里，附子粳米汤加苓姜汤证，川附子10g，粳米15g，炙甘草6g，大枣3枚，半夏12g，生姜10g，茯苓10g。

二诊11月26日：上药服三剂，腹痛减，胃痛，高热如故，仍汗出多，且恶风明显，脉数而虚。这个症状反应，有一定的变化，怎么变化，里急好一点了，胡老辨证是太阳太阴合病，在解表的同时温里，用黄芪建中汤，黄芪建中汤大伙都熟悉，主要是用的饴糖，黄芪用10g不多啊 [生黄芪10g，桂枝10g，白芍10g，生姜10g，大枣3枚，饴糖30g（分冲）]，所以这个病是表里同治了，不是急则治其里了，这是为什么呢？里寒急减了，表虚不固明显，所以温中固表，这是黄芪建中汤温中固表。

三诊11月29日：热渐退，汗出已减，继服上方，里证表证都有点减轻了，所以还是表里同治，辨六经还是太阳太阴合病，黄芪建中汤表里同治。

四诊12月3日：热平身凉和，但晚上仍腹痛肠鸣，辨六经那就是表没了，属太阴病了，所以这个时候辨方证呢，回到原方附子粳米加苓姜汤证，还是这个方，但是他没有表证了，还是用这个方，附子粳米加上茯苓生姜，不治表了，专治于里。吃药以后，腹痛好了。

这里我们看一看，小结一下这个治病的特点，咱们陶校长啊，用了一个故事来形容这个病案，叫"四渡赤水"。第一次渡赤水是什么啊？急则救其里，腹痛甚，高热自汗盗汗，急则救里，第一次渡赤水。第二次，腹痛减轻了，表里同治，变了，从西边跑到东边去了。然后第三诊，热退汗减，继续表里同治。后来，第四诊呢？热平身凉和，腹痛肠鸣也都轻了，专门温里，又回到温里，又回来啦，所以来回地迂回。就是这么一个特点，所以这是经方治疗疾病六经辨证特点，六经治病不光是有是证用是方，还有它的经验，就是什么啊？里急的时候急则治其里，这个是《伤寒论》里写的，并不是说表里同治就完了嘛，不是的，你不能表里同治，发高烧腹泻得很厉害，你不能解表治发热，治发热人死了，所以就要治里，表里同病的时候，急则治其里，并不是同时治，它这个理论是来源于实践。所以这个是典型的太阴病表里合病，急则救里，缓则表里同治，用附子治疗发热的一个案例。

附子温中祛寒，半夏、生姜逐饮止呕，粳米、大枣、甘草安中止痛，故此治外有表证，里有寒饮、呕吐、胸胁逆满而腹中痛甚者，外热里寒甚用附子急救其里，里证减而表证未解，故缓则治表，所以是表里同治，这么个道理。经方用附子治发热，见于太阳太阴合病，也用于什么啊？半表半里的阴证上热下寒，上热下寒的时候用附子。

我这稿子写完了以后，又治了一个患者，长期卧床，已5年，2023年5月18日保姆阳了发烧了，第二天她亦发高烧，大便一天两次，给服小柴胡汤加生石膏，结果吃了以后啊，大便稀，我说那你加炮姜吧，加了炮姜以后还不行，拉稀还挺厉害，大便自流，这个高烧、腹泻，此时用四逆汤，吃了四逆汤，泻止住了，体温38℃，后来我说你还用小柴胡加生石膏吧，结果吃了以后还拉稀，回来又吃四逆汤一剂，体温下来了，到了5月21日吧，体温37.3℃。这里啊，老年人也好，新冠也好，各种病也好，都可能出现表里合病，太阳太阴合病，出现这种情况有急则救其里的时候，有发热的时候，这种发热用附子是有效的，而且是用别的办法不行，必须用附子来治，咱们在座的在治疗新冠感染当中有用附子的经验，在这儿就不多说了。

小结一下，这是我的"作业"吧，不知道及格不及格，我讲的是经方用附子是"本草石之寒温，量疾病之浅深"，是用六经理论来指导，用附子，不同于医经，不是论其因，而是论其证。我的经验吧，用附子不只是温里，还治疗六经证，治疗里证，也治疗表证，还能治疗半表半里证，也能治疗合病，还能治疗发热，太阳太阴合病，还有半表半里的阴证，这是我们讲的经验吧。这次把"作业"交给各位老师，给我审看审看及格不及格，希望大家批评指正，谢谢大家。

（整理：杨雅阁，陶有强，喻刚，杨滔）